ちくま文庫

はじめての気功

楽になるレッスン

天野泰司

筑摩書房

目次　3

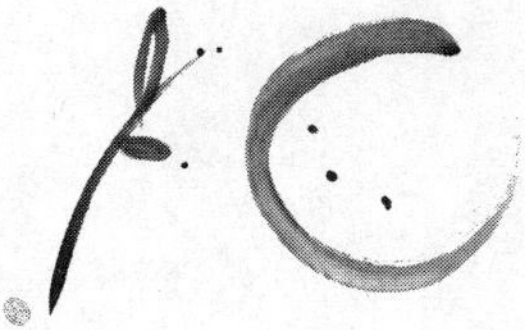

第二章　健康の秘密「ウゴイテヤスム」　55

第三章　楽になる技術　167

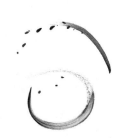

はじめての気功——楽になるレッスン

墨絵・吉田純子

文庫版まえがき

疎水沿いの桜が次々と開き、薄紅色のしだれ桜も淡い雲のように可憐な花をたくさん咲かせています。京都北白川の町家に越してきて七年。ふと目に留まる美しい風景、緑深い東山から吹いてくる心地よい風、ゆとりある街並み、そこに暮らす自由で個性的な人々。ここには、独特の清々しい空気が漂っていて、家の前を掃除したり、散歩をしたり、自転車で教室へ出かけたりといった、日々の営みがとても豊かで充実したものに感じられます。伸びやかで気持ちよい環境に影響されるように、ライフスタイルも仕事の進め方も心地よいものへと切り替わっていきました。

気功をしていると、心と体のゆとりが増えていきます。そして、何かがふっと楽になる。それはちょうど、生きていくことの土台になる身体能力や、精神力が手入れされて、心身が自由にのびのびと活動しはじめた感覚なのかもしれません。

初版からちょうど一〇年。その間に、気功も日々深化してきました。そして東日本大震災から五年というタイミングに、本書の文庫としての出版が決まりました。文庫化に合わせて、第一章を新たに書き下ろし、本文も全面的に手を加え再編集しました。震災後すぐに編集した「心がおちつくやさしい気功」を第一章に、「肩の荷がおりる気功」を第四章の最後にまとめ、紹介しています。

気功は中国で生まれ、この日本という豊かな土壌の中で、すくすくと育っています。中国独特の仏教であった禅が日本経由でZENとして世界に広まったように、KIKOUという「心と体の自然を育むやさしい習慣」が、地球上のどこにでも根付いていく可能性があるでしょう。

文明の発達は私たちの生活を便利にしてくれました。その陰で心身の能力はむしろ衰えてきているのかもしれません。新しい宗教が次々に生まれ、医療が高度専門化し、さまざまな心理療法や健康法があふれ、病院や療養施設はどこも人でいっぱいです。状況を転換する鍵は、ほんとうの意味での「健康」を、自らの手中に取り戻すことです。

「自分で健康を創る」気持ちが芽生えると、そのエンジンがかかります。そして、「心身の自然の法則」と「ベースとなる体の力、心の力を養うやさしい方法」を知れば、すっとアクセルを踏んで、健康の王道をスムーズに楽々と進んでいくことができるでしょう。その両方をわかりやすくまとめて、紹介しているのが本書です。

はじめの一歩は、意外と楽なものです。こんなに楽でいいのかしらと思うかもしれませんが、この「楽」ということが大きな力を秘めているのです。「力」はいつも微妙なバランスの中で釣り合っています。左右から同じ力で押し合えば、そこで力が拮抗《きっこう》し止まっているように見えます。それを動かそうともっと力を入れると、思わず相手もグッと力を入れるので、よけいに動きが固定化してしまいます。ところが、にっこり微笑んであっさり力を抜いてしまうと、相手もゆるみ、すっと自由に動けるようになるでしょう。

気功は「ゆるむ」ことからはじまります。知らず知らずのうちにどこかに入ってしまっていた力がふっと抜けると、心身がスポーンと楽になり、水を得た魚のように生き生きと働きはじめます。

時代は大きく動いています。この時代を創っているのは、他の誰かではなく、私たち一人一人です。たった一人の自由が、自由でのびのびとした社会の土台です。そして、「私」という一人が、自らの力で楽々と健康の道を歩むなら、自ずと社会全体も健康になっていくでしょう。

真の自由へと向かう新しい時代の扉が、今、目の前に開いています。

二〇一六年春

著　者

まえがき――湯気の立ち上る霧島から

窓の外には、錦江湾《きんこう》に浮かぶような桜島が見えます。昨晩降った雪があたりに残り、引きしまる寒さの中、赤松の林を通り抜けて露天の温泉につかり、縁側の椅子にこしかけ、ほっと一息ついています。

霧島は山麓のいたるところに温泉が湧き、あちこちから湯気がもうもうと立ち上っています。日本人の温泉好きは一つの文化と言ってもよいぐらいですが、これからお話しする「ウゴイテヤスム」ということは、ちょうど温泉に喩えるとわかりやすいかもしれません。

お風呂に入るとさっぱりして気持ちがいいですね。体温が上がり、血行が良くなり、全身の代謝が盛んになります。そして、適度な疲労感があって、湯上がりにはとてもリラックスできます。温泉は特に楽しい。露天風呂ならなおさら気分も晴れ晴れとして、心も体も軽やかになってしまいます。入浴はとても開放感のある全身運動なのです。

さて、ここにシンプルでとても大切な秘訣が二つあります。

一つは、「動」と「静」のリズム。

二つ目は、楽しむ心です。

動いたら休み、休んだらまた動く。そして、動いている時は楽しく動き、また休むことを楽しむ。この二つを日々心がけてゆくと、心も体も温泉上がりのように奥からきれいさっぱり、満ち足りた心持ちで健康に過ごすことができます。

この秘訣は気功の奥義として古代より代々大切に伝えられてきたものです。中国気功界の重鎮、故劉漢文《りゅうかんぶん》氏は、この気功の神髄を「動・静・楽を合わせることで、人は長寿を得ることができる」と、やさしく伝えてくれました。劉氏のレッスンは、私たちが「気功ってこんなもの」と、漠然と思い描いていたイメージを突き崩し、いつもこのシンプルな結論にたどり着くのです。

私は、「ウゴイテヤスム」という、いわばありふれたことこそが秘中の秘であり、密中の密であるという真実をもはや語らずにはいられません。それも気功を離れて、ごく普通の言葉で語りたいのです。先人の教えは、砂漠の中にこんこんと湧き出る澄みきった深い泉のようで、そこに生きる全てのものに潤いを与えてくれます。ごく限られた修行者だけが恩恵を受けるのではなく、誰もが幸福に生きるための知恵を得てほしいのです。

ほんとうに大切なことはシンプルなことです。単純な自然の原理を、生活に則してわかりやすく紹介してゆきましょう。

空は満天の星。風に舞ってちらつく雪の美しさにみとれるのは、温泉の温かさに心も休まるからかもしれません。

二〇〇六年一月　雪の霧島にて

著　者

第一章

はじめての気功

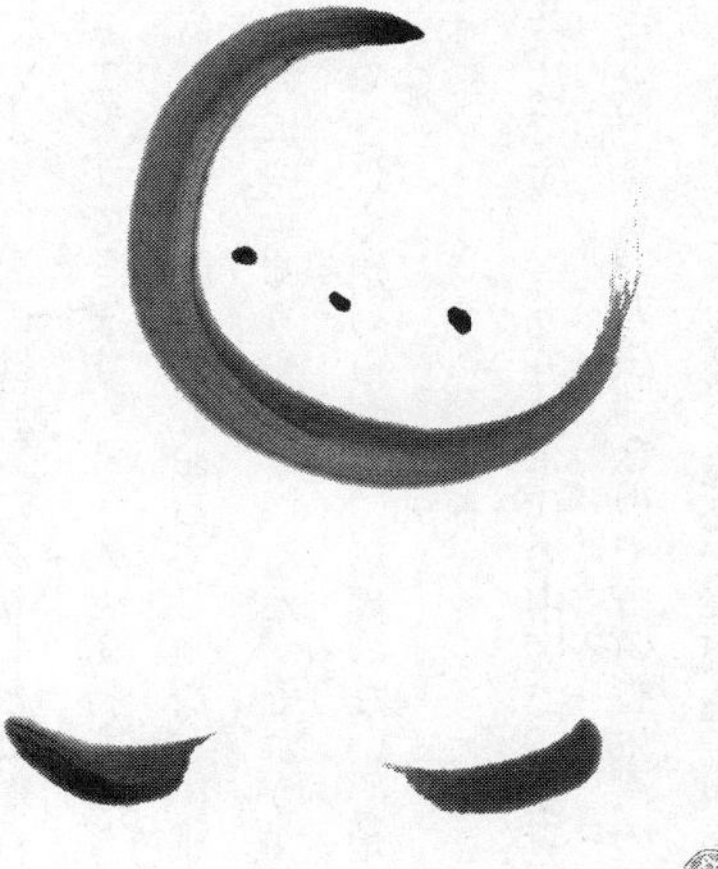

気功の門は広い

気功という、自由でのびのびとした身体世界へようこそ。

気功の門はとても広々としています。入口は無数にあり、どこからでも簡単に入り、その効果をすぐに体験することができます。うーんと気持ちよくのびをする、大きな口を開いてあくびをする、ほっと胸をなでおろす……など、誰でも自然にやっている日常の動作を、ていねいにゆっくりやっていくと、それが気功になります。特別な道具や知識も必要なく、やさしく始められて、無理のない心地よい動きを好きなだけ楽しむことができます。

気功は、比較的新しい心身技法です。一九五〇年代の中国で、劉貴珍《りゆうきちん》という方が、「病院で患者さんが自分でできるやさしい方法」を禅や古い養生法の中から選んだもので、なかなか評判がよかったことと、戦後の荒廃で医療施設や物資が不足していたことなどから爆発的に広がり、往時は三千流派と言われるほど、たくさんの気功が次々と生まれました。仏教、道教、儒教などの宗教由来のもの、太極拳や八卦《はつけ》掌《しょう》などの武術の基本練習、古伝の養生法やシャーマニズムの流れを汲むものなど、源流もバラエティ豊かです。私も以前は何度も中国を訪れました。朝の公園に行くと、広い公園のあちこちで気功を楽しむ人たちが大勢いました。木の下で一人、じっと立っている人もあれば、音楽に合わせて動いているグループも、ゆっくり歩く気功を楽しむ人たちもいて、公園全体が無料のカルチャーセンター、あるいは健康道場のようになっていたのが懐かしく思い出されます。誰でも好きなグループに参加できて、費用もかかりません。気功は本来、そのくらい自由でオープンなものなのです。

みなさんも、やさしく学べて、すぐに成果が現れるような気功から体験してみてください。第一章で紹介する「心がおちつくやさしい気功」は、ウェブサイト上に動画を公開しているので、公園で習っているような気分で気楽に始められます。人間は大脳が発達し、豊かな心を持つ動物。心の変化は体に大きく影響し、心は体の心地よさにそって本来のおちつきを取り戻していきます。

効果のひみつ

気功はなぜ効くのでしょうか。そのことを理解しておくと、気功の効用は無限に広がっていきます。

私たちの体の中には、生命を保つための自然の働きがあります。息を吸って吐いて、全身に血液を巡らせ、美味しいものを食べて栄養を吸収して、いらないものは大小便として排泄し、四季を通じて一定の体温を保ち、汗をかいて、疲れたら眠る。また、誰かを好きになったり、子どもを産み育てる「人間」という種全体の、連綿として続いているいのちを支える働きもあります。

気功の一番の目的は、そうした大きな力の存在にはっきりと気づいて、自然の働きを高めていくことです。そして、自然の働きの障害となっている不自然なものをできるだけ減らしていくことです。例えば腰を痛めているなら、腰の力を養っていくことと、こわばった筋肉をゆるめて腰のねじれを解消することが同時に必要になりますが、耳をこすったり、しなやかに体をゆらしたり、足腰をなでたりしているうちに、不要な緊張がゆるんで腰が楽になり、下腹部が充実して腰に力が出てくるというように、その両方が簡単にできてしまうのです。

不自然を減らし、自然に近づく。気功でしていることはこの二つ。だからこそ副作用もほとんどなく、人智を超えた素晴らしい効果が現れるのです。

もう一つの効果の秘密は、「目的意識から離れる」ことです。最近の臨床心理の研究などからも明らかですが、腰痛を「治したい」という意識が強いほど、症状は改善しにくいのです。それは、治そうとする意識が強くなればなるほど、意識の強制に、体から反発が起こってくるためです。ですから、ただ楽々と、淡々と、体を動かしていく気功はとても有効です。「あ～気持ちがいい」と動いているうちにそんなことは忘れてしまい、自然の回復作用が働いてしまうからです。

七日間

気功は「ゆっくり効く」かというと、そうでもありません。不眠で悩んでいた方が一回の実習でぐっすり眠れるようになったり、三日ほどで肩こりがなくなり、一週間続けているうちに姿勢が良くなったりと、思ったより短期間に効果が現れることが多いものです。

一つの山は、七日という日数にあります。一週間続くと動作に慣れ、余分な緊張も抜けて、心と体の気持ちよさに集中できるようになります。私は、京都造形芸術大学の通信教育の授業で、「心がおちつくやさしい気功」を最低七日間行う、という課題を提示しています。国内外の年齢もさまざまな学生たちが、七日の間に心身両面のさまざまな変化を体験し、人生が変わるようなドラマを垣間みることも度々です。

まず、七日間やってみてください。楽に気持ちよく「どんな変化があるのかな」とちょっとだけワクワクしながら、マイペースで続けていきましょう。

心と体

「心身一如《しんしんいちによ》」という言葉があります。心と体は一つのようだということですが、ていねいに体を観察していくと、「一つの如《ごと》し」ではなく、まさに一つのものとして働いていることにはっと気づく時があります。例えば、プンプン怒っている時は、「腹が立つ」というように、腹直筋が緊張してお腹がぐっと盛り上がって固くなります。お金のことで悩んでいると、胸鎖乳突筋《きようさにゆうとつきん》という首の筋肉が緊張し、文字通り「首がまわらなく」なります。

体が楽になると心が楽になり、ほっとして心がゆるむと体も元気を取り戻します。気功では、それを同時進行でやっていきます。十分にリラックスして体をゆるめ、ポカンとして心を休める。微笑むような表情が広がると、それにつれてまた体が一段とゆるみ、心の気持ちよさもさらに広がっていきます。

やってみよう

「心がおちつくやさしい気功」をやってみましょう。次のページから、一〇の動作を見開きで紹介していきます。

まず、気持ちのいい環境を作ります。さっと掃除し、部屋を片付け、机の上を整頓したり、花を生けたり、好きなものを飾ったり、外へ出てお気に入りの場所でたたずむのもよいでしょう。私たちは常に環境の影響を受けているので、環境が心地よくなると、心身ともにスッキリしていきます。そして、気功をして体がゆるむと、感覚がよく働いて、よりストレートに周りの気持ちよさを感じるようになります。お掃除は「自分の力で気持ちよくする」具体的な行為ですから、自発的な体の働きが引き出されやすくなります。どこか一か所だけ、今、気になる所をきれいにするのもよいでしょう。

楽で、動きやすい衣服を選びます。体を締め付けるものや腕時計、イヤリングは外してください。お化粧をされている方は、顔から少し手を離すか、風呂上がりにすると気持ちいいでしょう。

生活のリズムに合わせてやりやすい時間帯に。お休み前ならその日の疲れが抜けて眠りやすくなりますし、朝の光の中もとても気持ちよく、一日の活力を充電する時間になります。食事前はお腹がすいて食事が美味しく、食後なら消化が助けられて体が軽くなります。入浴の前後では、入浴後がおすすめです。入浴は全身をゆるめますが、気功は一番疲れているその部分を集中的にゆるめてくれます。

姿勢は、頭が天から糸で吊られているように。まっすぐに、ゆったりと。体中の力がちょうどよく抜けて、頭の中がポカンとし、仏様のようなわずかな微笑みをたたえ、呼吸は楽に、自然に任せます。

時間は一五分〜二〇分程度です。体の心地よさに耳を傾けて、気功を楽しんでいきましょう。

心がおちつく
やさしい気功

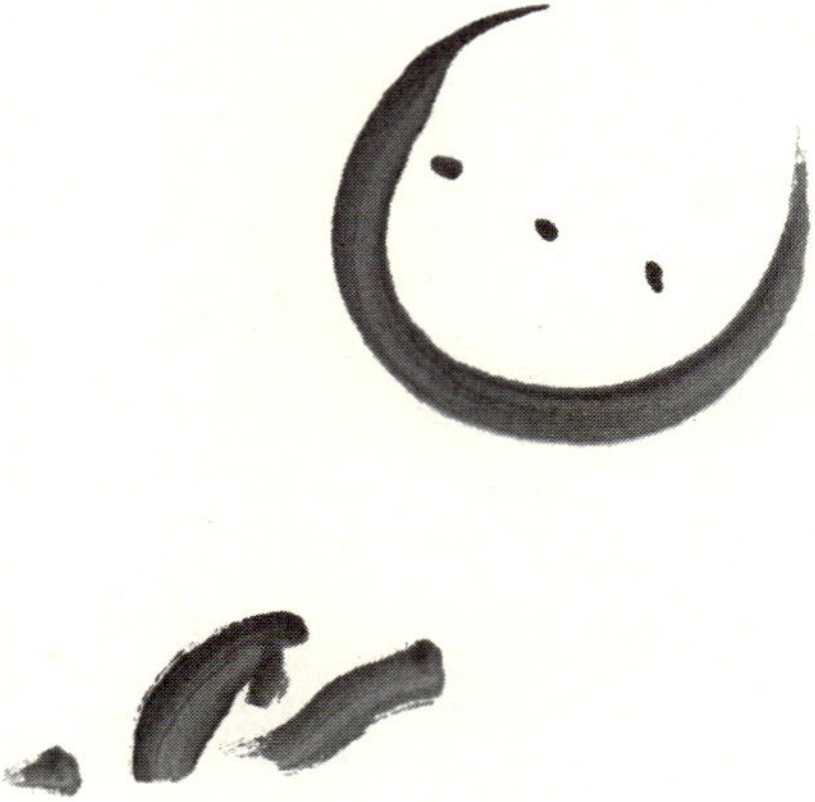

やさしく手をなでる

ゆっくりやわらかく、
いたわるようにやさしく、
手のひらをなでていきます。
手の甲や肘なども、気持ちよく。

手のひらは、とても敏感な体のセンサー。「たなごころ」とも呼ばれるように、大脳の発達と深く関わり、心の窓にたとえられます。気持ちよく手のひらをなでていると呼吸もゆっくりになり、体全体のリラックスが深まっていきます。
「自分の体」は一番身近な他人です。体がやりたいことと頭で考えていることは違うことも多いのに、けなげに私の意思に従って、全力で私を支えてくれています。かけがえのない大切な人を、心からいたわるようになでていると、心もすーっと楽になっていくでしょう。

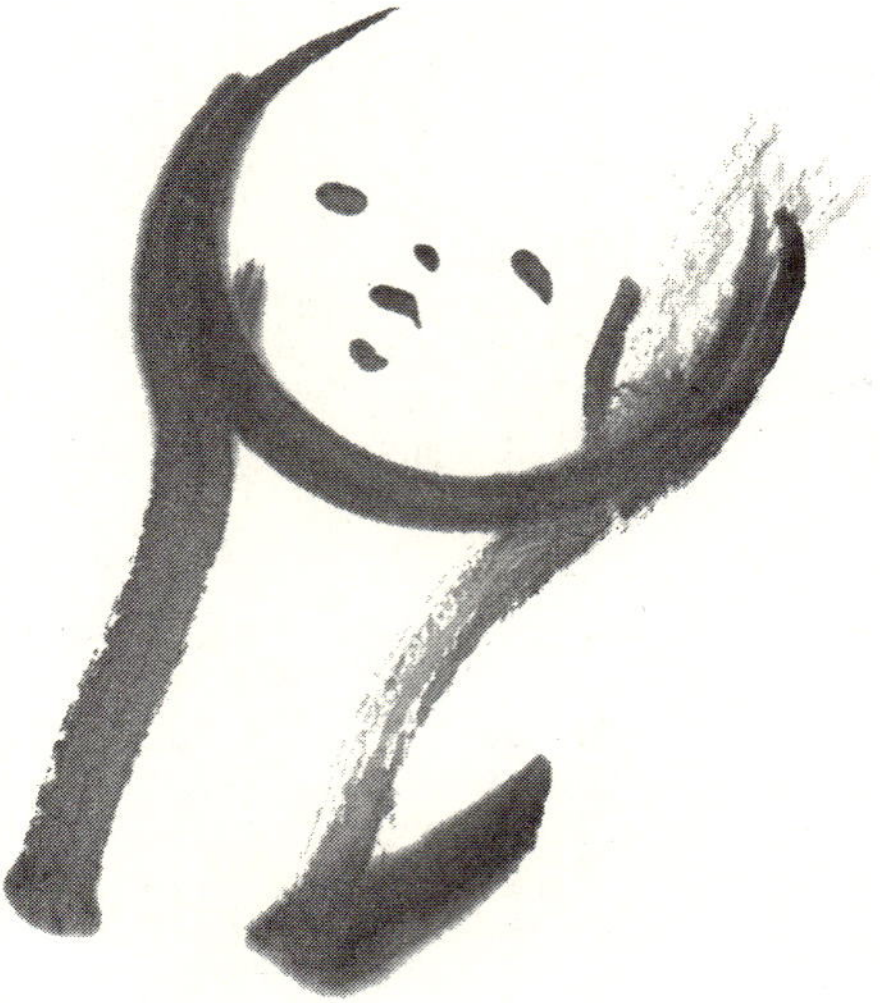

やわらかに顔を洗う

手のひらの気持ちよさを感じながら、
やわらかく顔をなでます。
額を開くように広げて、耳をなでで、あごに戻ってきます。

顔には細やかな心の動きが現れます。嬉しかったり、悲しかったりも何も言わなくても表情を観るとすぐにわかります。眉間にぎゅっとしわを寄せてみるとお腹がきゅっと固くなり、額が広がると心も自然とおだやかになります。

とてもゆっくり、ふんわりやわらかに、額が広がるような方向へなでてみましょう。なでているうちに自然に首が動いてきます。なでる動きにそって思わず気持ちよく動いてしまう。そうして体が自然に動き出すようになると、気持ちよさの質がどんどん深まっていきます。あくびが出そうになったら自然にあくびをしてください。あごがゆるんで、表情がよりやわらかになります。

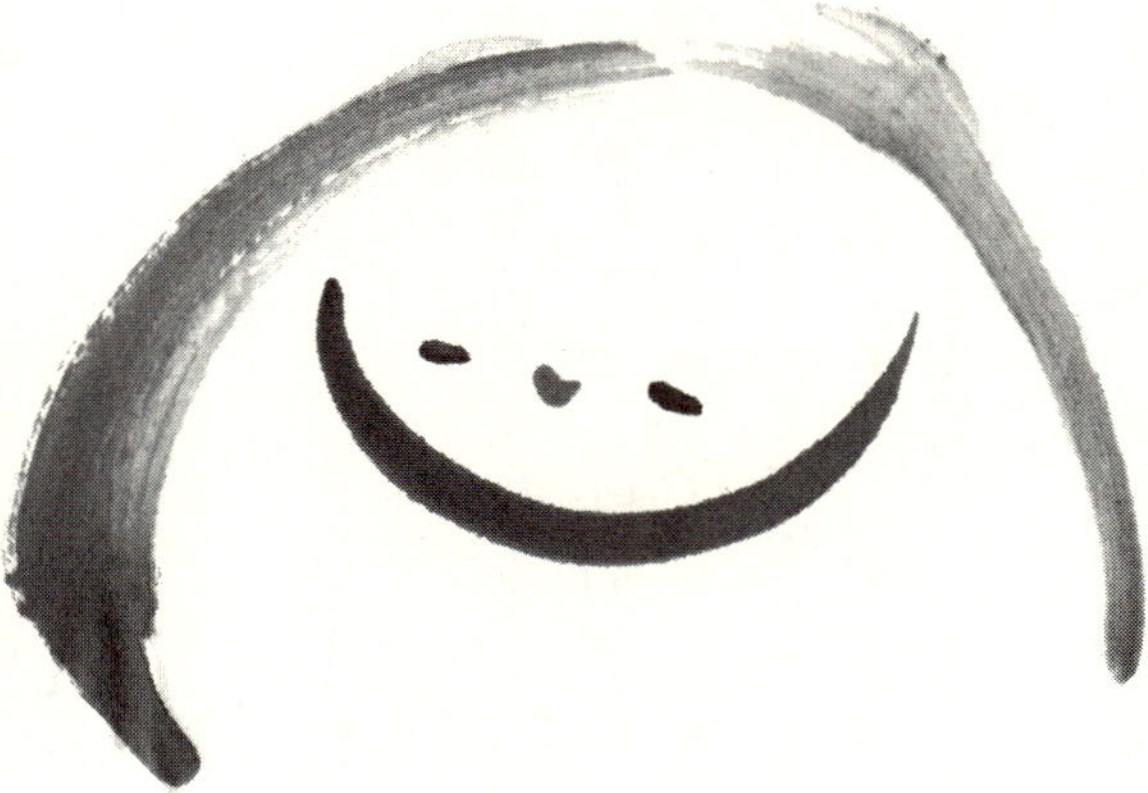

よしよしと頭をなでる

前から後ろへ、頭をなでます。
耳の後ろからあごのあたりまで、
ゆっくり気持ちよくなでましょう。

頭にもさまざまな表情があります。髪の毛で隠れていて動きが見えにくいのですが、心の浮き沈みや、ゆれ動きにそって、どこかがぎゅっと盛り上がったり、ぺしゃんとなったり、細やかによく動いているものです。悲しい時や落ち込んでいる時に、頭をなでてもらうと気持ちがいいのは、そうした極端な頭の緊張がゆるんで、やわらかな自然な動きを取り戻していくからです。

顔をなでるのと同じように、とてもソフトに、ゆっくりゆっくり、気持ちよさを感じながらなでてください。頭の中のいらないものがざーっと流れ落ちていくような心地で。首の動きもさらにはっきりし、頭がポカンとしてきます。

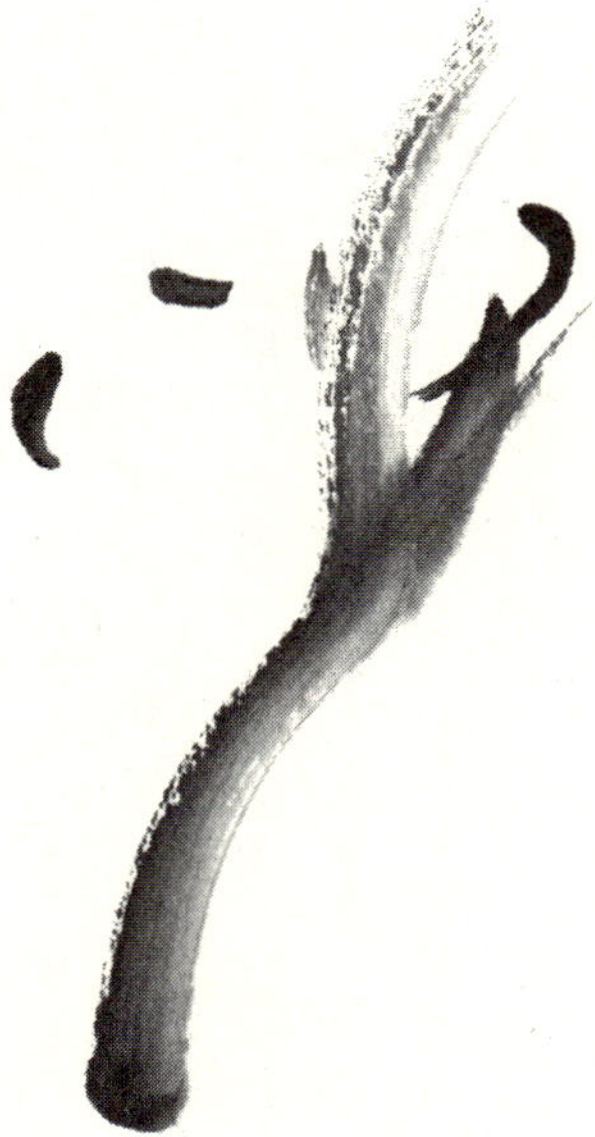

しっかり耳をこする

指の間に耳をはさんで、
しっかり耳をこすります。
体がぽかぽかと温かくなり、元気になります。

耳は腰とつながっています。腰の力が衰えてくると体の活力が湧いてこないだけでなく耳も遠くなります。いやなことが続くと耳をふさいで殻にこもり、なるべく動かないようになっていきます。その逆の道をたどるように、耳をしっかりこすって、温かでやわらかにしていくと、腰の勢いが出てきて全身がぽかぽかしだし、腰が動いてくると自然と気持ちが前向きになります。

耳は眠りとも深く関わっているので、耳がやわらかになるとぐっすり深く眠りやすくなります。しっかり強くこするのも、ゆっくりやわらかになでるのも、気持ちよいものです。

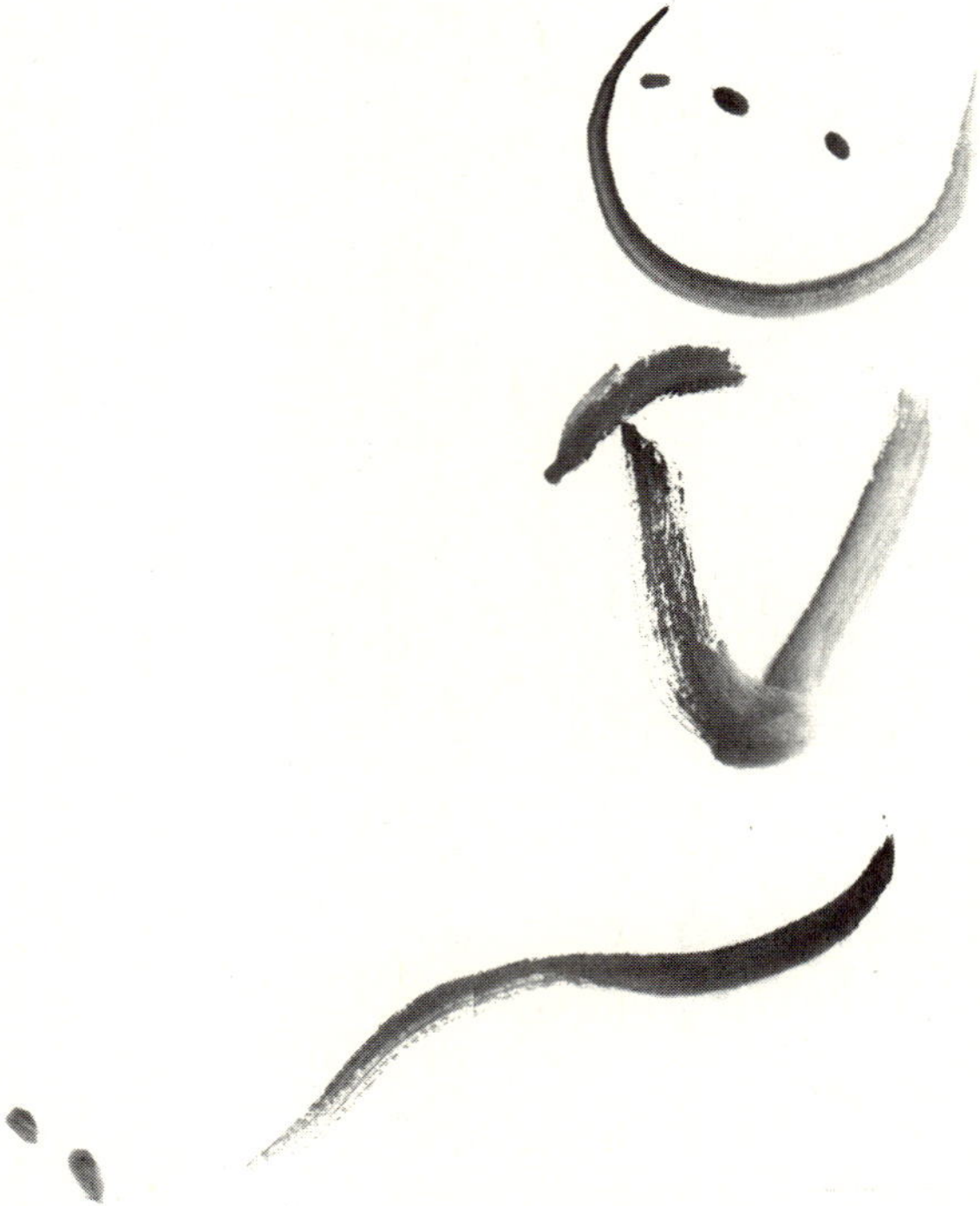

ほっと胸をなでおろす

胸の前に手のひらを重ねて、
息を吐きながら、
ゆっくり胸をなでおろします。

ふぅ――――っと、ゆっくり吐く息にそって、胸の前を手のひらがおりていくと、ほっとおちついた心持ちになります。「あ～よかった」というような気持ちでなでると、さらに心が安らぎ、体のゆるみが深まっていきます。

何か大変なことがある時は息を詰めて頑張りますが、緊張の糸がほどけて安心すると、胸がゆるんで深い息が楽に入ってきます。知らず知らずのうちにこらえていた何か、ずっと蓋をしてきた辛《つら》かったり悲しかったこと、抱え続けていた不安や悩み。何度もゆっくり胸をなでおろしていると、それらがふと、堰《せき》を切ったようにするするとほどけていきます。

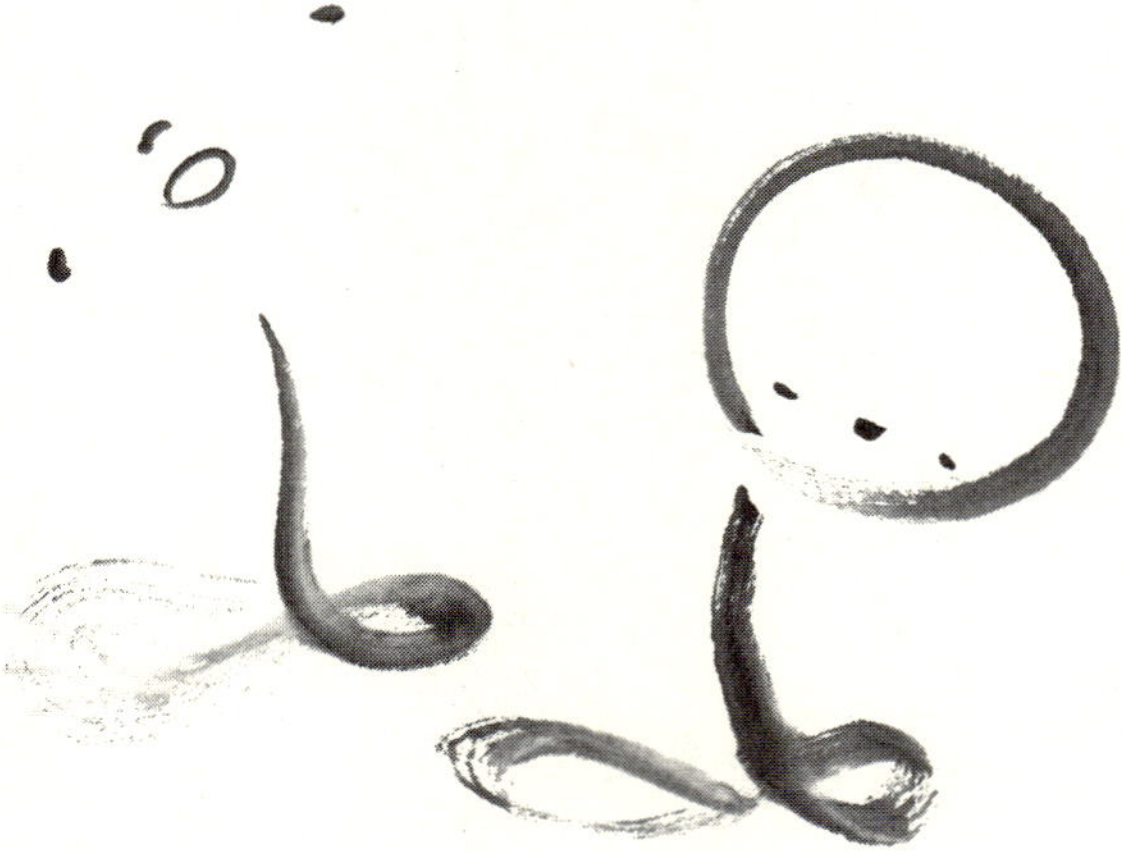

ゆっくり首をまわす

ぶらんと頭をぶらさげて、
首をまわします。
ゆっくりゆっくり、楽に気持ちよく。

頭と体をつなぐ、しなやかな通り道。それが首です。
頭を支えていた力がどんどん抜けていくように首をぶらさげて、頭の重みで自然にころがっていくように首をまわしていきます。首の周りの気持ちよさをたっぷり味わうようにして、もし痛みや辛さを感じるところがあれば自然に避けて通るようにします。スローモーションにもう一つスローモーションをかけたような、とてもゆっくりな動きです。ゆっくり止まってから反対にもまわします。首の緊張がゆるんでいくと、頑張って働き過ぎていた頭が休息しはじめ、体がとても楽で自由な感じになります。

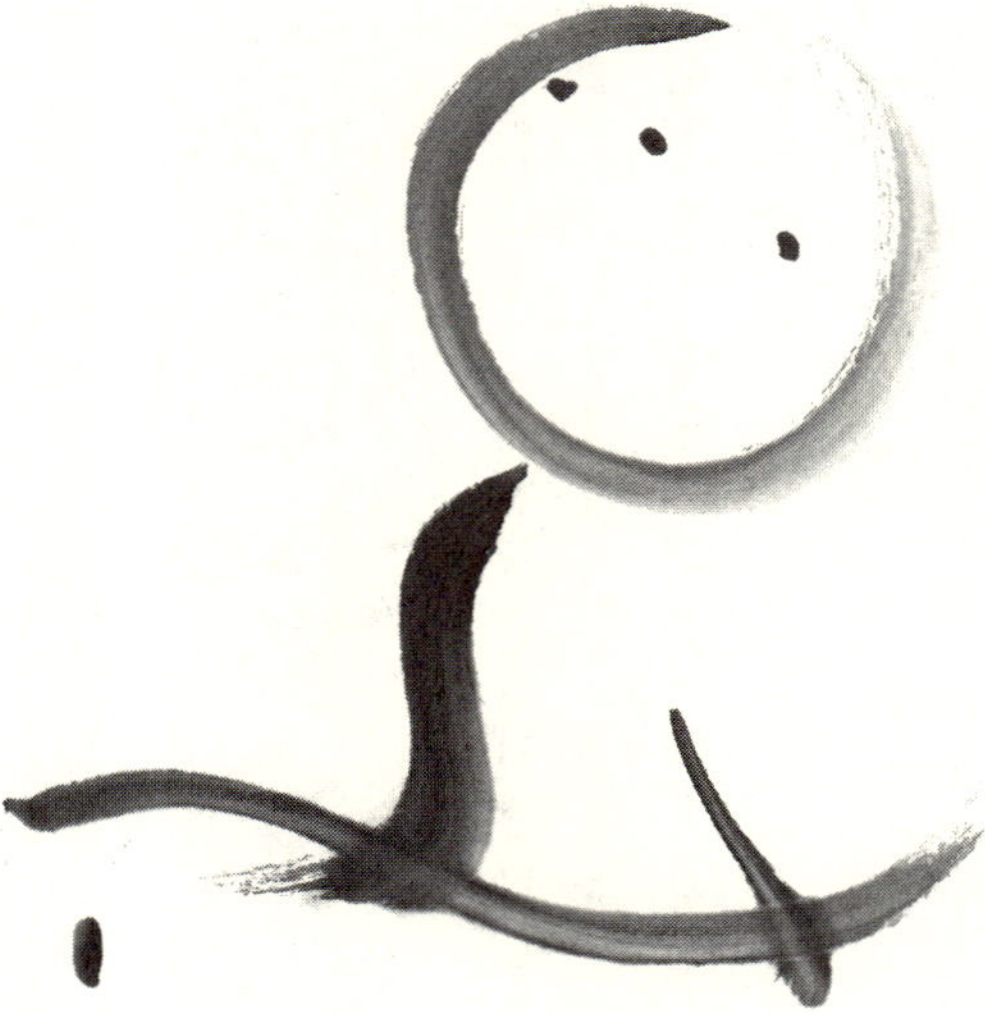

しなやかに体をゆらす

すーっと楽に体を傾けるようにして、
ゆっくり波のように体をゆらし、
おだやかで心地よい動きに身をまかせます。

背骨は心身の変化が如実に現れるところ。中枢の神経が走り、骨格や内臓の異常も反映するので、しなやかな背骨は旺盛な体力と自由な心の写し鏡です。

二本の足で立つことで、人間の背骨の動きはとても自由になりました。と同時に、いろいろな動きができてしまうので極端な偏りも生じやすくなったと言えるでしょう。時々自分の姿勢を確かめて、天から、まっすぐにぶらさがっている感覚をもってみてください。まっすぐになると力で支える必要がなくなり、ゆらゆらと自然にゆれるようになります。そして、心地よい波に体をまかせるようにゆれていると、全身の動きがなめらかになり、心が広々としてきます。

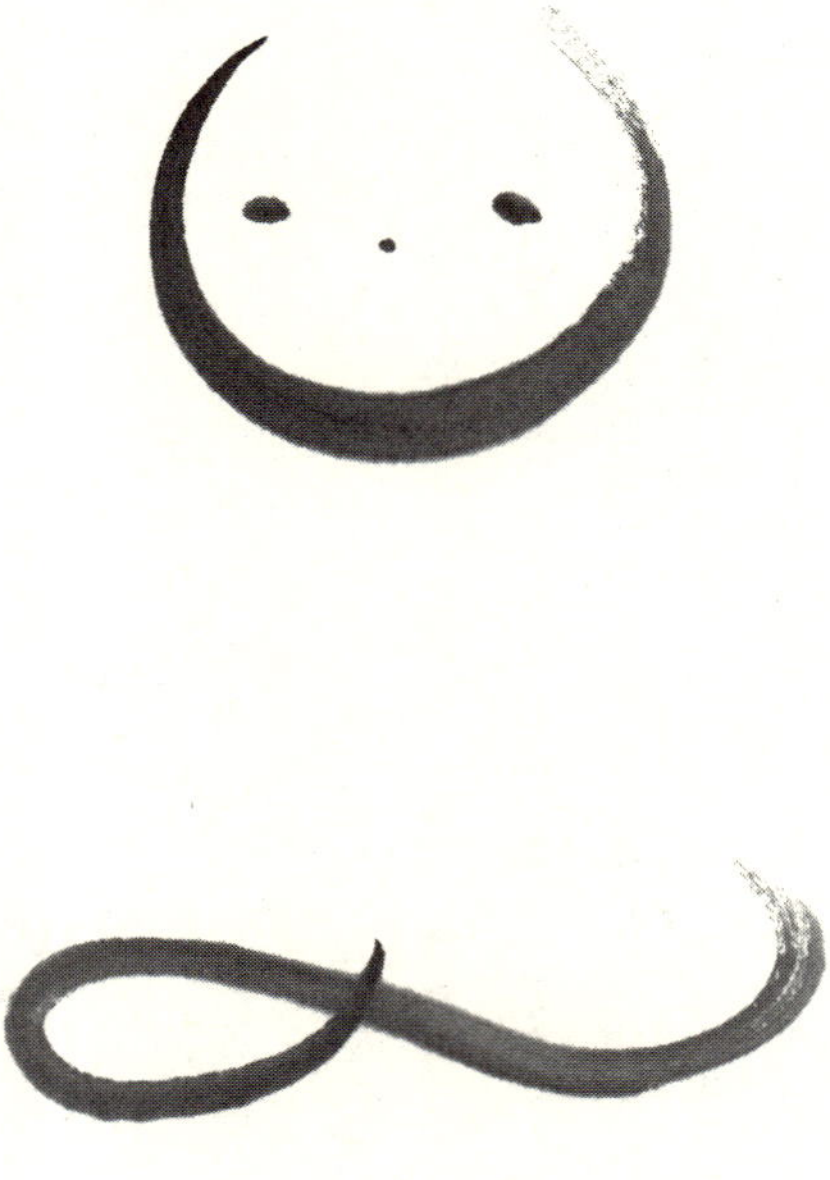

ゆっくり息を吐く

ゆっくり息を吐きます。
ふーっと、楽に、気持ちよく。
吸う息は自然にまかせ、
くりかえし、ゆっくり楽に息を吐きます。

吐く息に意識を向けてみましょう。

ゆっくりやわらかに吐いているその息を、ただ静かに見つめているような感覚です。息を吸う時にも気持ちよさがありますが、吐く息にもおちついた独特の気持ちよさがあります。その中に、全身がとろけていくようなゆるみの流れを見つけると、ゆっくり息を吐くだけで、心身の緊張をするするとほどいていくことができます。

呼吸は、いのちの基本のリズム。ゆっくり息を吐くと体の隅々までゆるみが広がり、すーっと息が入ると、全身の細胞が生き生きと活動をはじめます。

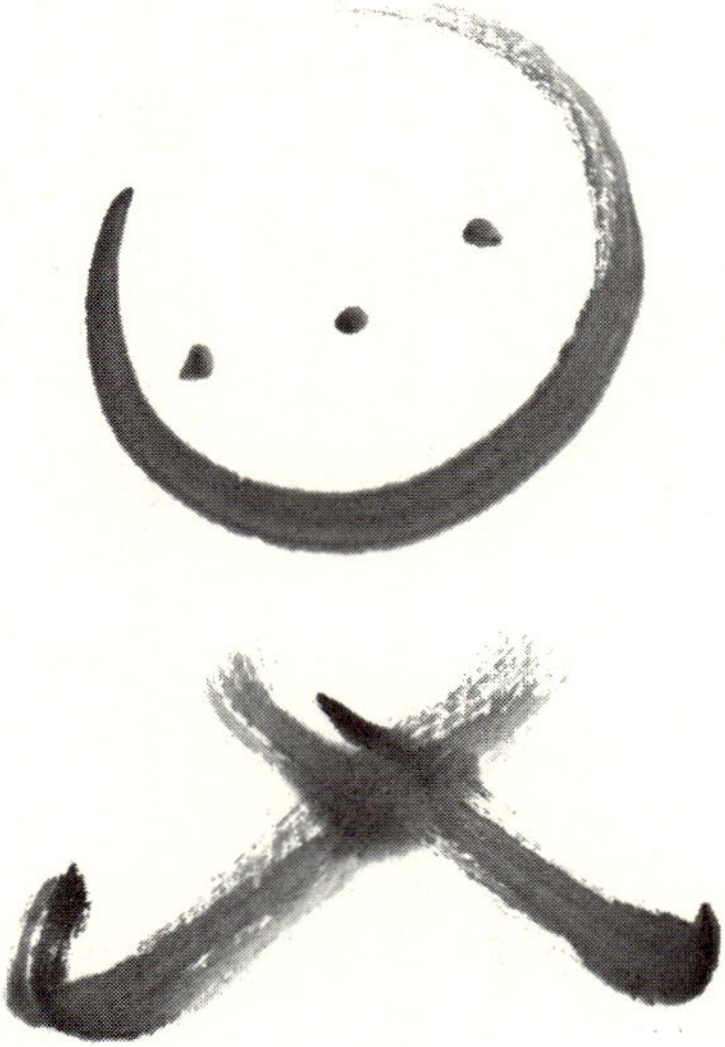

自分を抱きしめる

ふわーっと腕を広げ、自分を抱きかかえるようにして、
胸の真ん中にそっと手のひらを重ねます。
そのまま楽に息をしていると、
胸の奥がぽっと温かくなり、自然と心がほどけていきます。

抱きしめることは、そのものと一つになることです。
ポカンとしたまま胸に手をあてていると、やわらかな温かさが全身を包み込むようにして、あらためて「私」というかけがえのない存在に気づきます。呼吸にそって体は自然にゆれ、心の中にも穏やかな波が続いています。愛に包まれるようにして安心の海にただよっている「私」と、愛で包み込むようにして大切な誰かを護《まも》り続けている「私」とが同時にあり、そして一つに溶け合っていきます。胸はハートそのもの。ありのままの心に触れていきます。

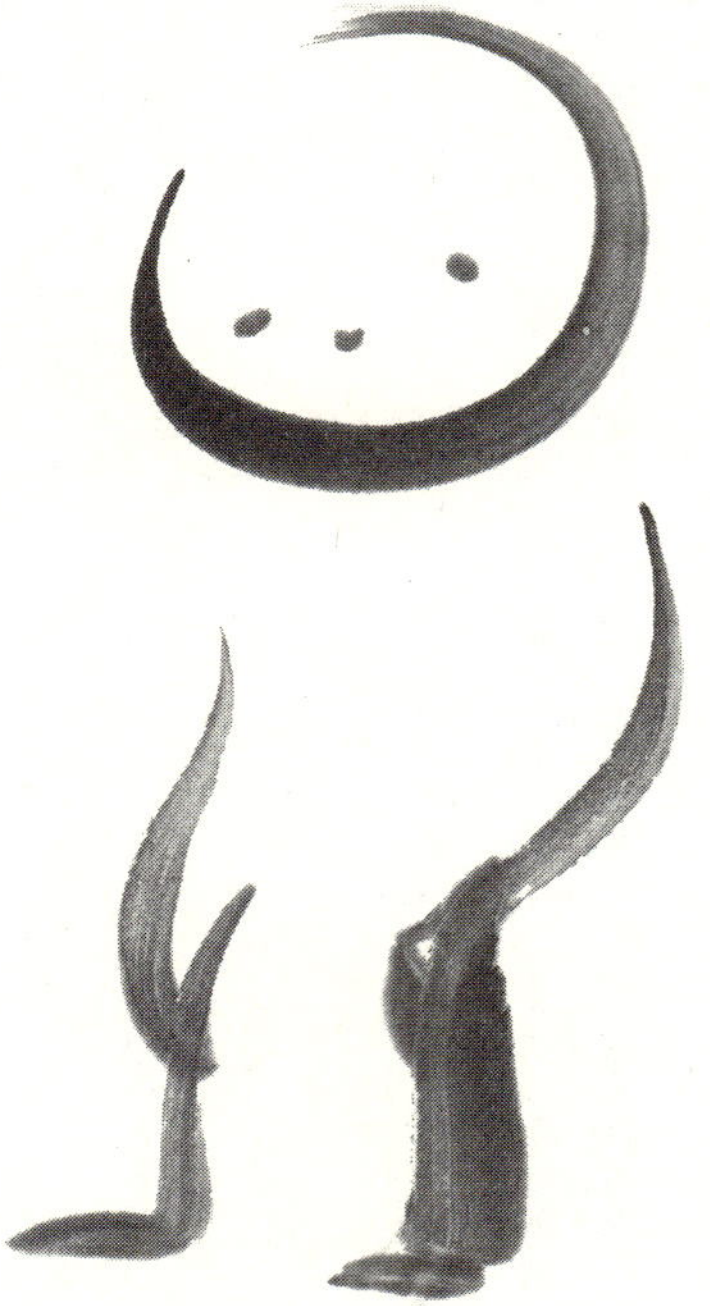

足腰をなでさする

しっかりなでさすります。

ゆっくり、気持ちよく、たんねんに。

手のひらで下腹を支え、「うん、大丈夫」と心の中でつぶやいて終わりましょう。

足腰に力が満ち、心のゆれがおちつきます。

腰は体の要。足はその腰を土台から支えています。手のひらでゆっくり腰をなでたり足をなでたりしていると、足腰の力が自然に養われていきます。なでてみて気持ちよく感じるところをくりかえし、ていねいに、心を込めて、なでていきましょう。そうして今一番必要なところへ、手を差し伸べていくのです。

下腹部は体の勢いの現れる場所です。下腹を手のひらで支えるようにして、「うん、大丈夫」とつぶやくと、心もすーっと一つにまとまっていきます。

心の力

「心がおちつくやさしい気功」は、気分や体調に応じて、好きな動作をゆっくりくりかえしてもかまいません。一人でじっくりしても、家族や友人など、誰かと一緒にするのも気持ちのよいものです。特に、身近な大切な人と一緒にやっていると、お互いに心がほどけて楽になり、笑顔で過ごす時間が増えてゆきます。

いやな気持ちが出てきたり、悩みがあったり、やる気が出なかったり、一人では悲しみや苦しみを乗り越えられない時があります。かといって、時間の経過を待つだけではただ長く続いてしまいます。大切なのは、体の気持ちよさを少しずつでも増やしていくことです。体が楽になると心にも余裕ができて、だんだんに大きな波を乗り越える力がついていきます。

自分を大切に、「心がおちつくやさしい気功」を続けることで、心のしなやかな強さが自然に養われて、ふと気がついたら楽になっていることでしょう。

言葉の力

誰でもやさしくできることが、気功の特徴です。「よしよしと頭をなでる」「ほっと胸をなでおろす」など、日常的な動きをゆっくり心をこめてやっていくと、それが気功になります。そして、体が楽になり心の力が培われていくと、意識して気功をすることも必要なくなっていくでしょう。気がつけば、毎日が楽しくて気持ちよく、豊かになっていることが気功の目的です。

最後につぶやく「うん、大丈夫」は、その満ち足りた心境を表す言葉です。言葉はとても便利なもので、ふとつぶやいておくと、その言葉に素直にしたがって心が動き、心にそって体が変わります。言葉は諸刃《もろは》の剣。ふとしたひと言が自分を変えたり相手を変えたりします。相手や自分をけなす言葉、「世の中こんなものさ」といった捨て台詞は自らを傷つける刃。望む自分、幸せな世界を想い描き、普段から美しい言葉を選んでいきましょう。

続けるということ

楽しいことや気持ちよいことは、自然に続けてしまいます。そして習慣になると、じんわりと、生活全体にその心地よさがしみこんでいきます。

気持ちよいと感じない時は、無理せず休んだり、他のことを楽しむのもよいでしょう。続けることはもちろん大切ですが、無理をするとかえって逆効果になることもあります。成功の陰には努力の積み重ねがあると言われますが、何かを成し遂げた人に共通するのは夢中で思わず全力を発揮していることで、そんな時は「努力している」感覚はほとんどないものです。どんなことでも、気が進まない時には休めばいいし、やりたいなと思ったらまた気楽にやってみればよいのです。

そして、楽しんで続けていると、その「心地よい習慣」が根付いて、心と体の気持ちよさが深まるのはもちろん、生活の中で、どことなく豊かで、快適で、「なんだか幸せ」と感じることが多くなっていきます。

震災から生まれたもの

「心がおちつくやさしい気功」は、東日本大震災の直後に作った気功です。このとてつもなく大きな犠牲を経て、私たちの中に生まれてきた変化があります。お互いを大切にし、慈しみ、助け合う心。こうした思いは人に元来備わっているものですが、阪神淡路大震災、東日本大震災、熊本地震、また原発事故という巨大な人災を経て、今ものすごい勢いで、「慈しみの心」が膨らんできています。世界中が日本に温かな目を向け、日本中が被災地に心を集め支援の手を差し伸べました。未だに理不尽で未解決のこともあります。だからこそ大きな浄化作用のような働きが今もなお、こんこんと湧き起こっているのかもしれません。いたずらに不安や心配を募らせることはよい結果を生みません。

心をおちつけて、目の前の大切なことに真心をこめて向き合っていく。それがこの気功の心です。

第二章　健康の秘密

「ウゴイテヤスム」

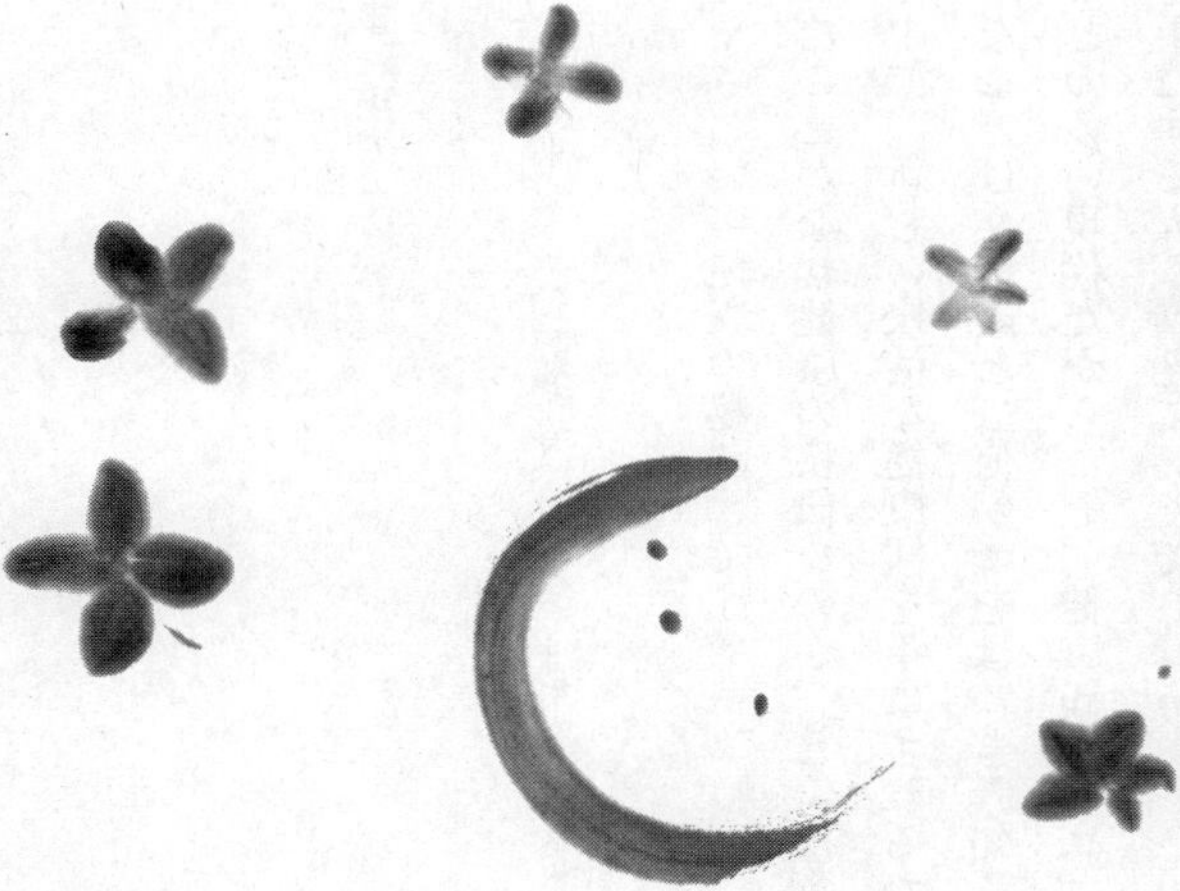

三つの秘伝

古くから隠されてきた妙なる秘密は、
難解なものとして、ずっと伝えられてきた。
今、熟した古伝から新たなものが生まれ出で、
ここに、誰もが知るところとなる。

乗戒　『動静楽寿』巻頭言より

第二章で紹介するのは、シンプルでやさしい「健康の秘訣」です。動く、休む、笑う。こんなありふれたことがなぜ健康の秘伝なのか、どんな意味が隠されているのか。読み解いていく中で、新しい快活な健康観を手にされるだろうと思います。健康づくりで一番大切なことは「健康とは何か」をはっきり知ること。右往左往して健康から遠ざかることの多い現代だからこそ、健康観がリニューアルすることで、心身の健康を楽々と手にする人が増えていくでしょう。

ウゴイテヤスム

「ウゴイテヤスム」は、能力の幅を広げる自然のリズム。「よく動いてよく休む」。自然の波に乗って生活していると、私たちの能力の幅は日に日に広がってゆきます。

誰もが幸福を望んでいます。そして、幸福になる力を持っています。その眠っている力を呼び覚まし、心身の能力を順々に高めてゆくのです。人間が持っている能力は思っているよりはるかに大きいもの。例えば、一生のうちに使う大脳の能力はわずか一割程度。約一〇倍の脳力が眠っていると思うと、なかなか素敵です。今できないからといって、明日もそれができないという確証はどこにもありません。私たち一人一人が大きな潜在力を秘めています。能力が高まれば、心身は健康になり、仕事にも、勉強にも、生活にも十分な余裕が生まれ、幸福な生き方を選択できるようになるでしょう。

日々の成長はわずかでもよいのです。ただ一歩一歩、生命本来の働きが高まる方向へ進んでいると、ふと気づいた時にはずいぶん楽になっているものです。

世の中から対立や争いがゼロになることはありえません。また、私たちの体のトラブル、病気や怪我がなくなることもありません。だからこそ、眠っている能力を引き出し、問題解決力を高めることが大切なのです。一人一人の能力が高まることで社会全体にも、本当のゆとりが生まれていくでしょう。

では、なぜ能力が伸びずに心身が疲れ、生活にゆとりがなくなっていくのでしょう。その大部分は、「ウゴイテヤスム」という能力を高めるリズムが停滞しているためですので、その波を起こします。まずは休む方向へ、ストーンと深く体をゆるめていきましょう。

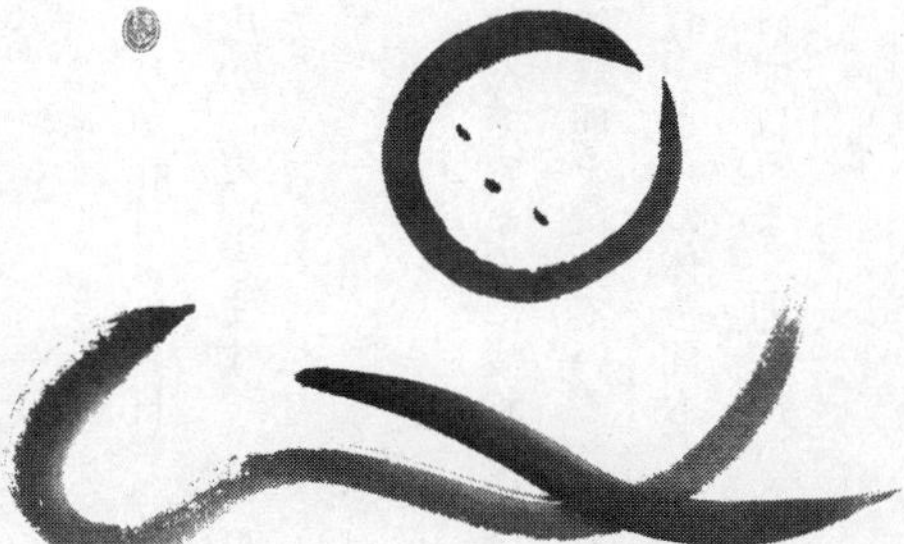

ヤスム――「静」

第一の健康の秘伝は、十分に体をゆるめて休むこと。しっかり休めば、疲れが抜けて、翌朝は目覚めもスッキリ。昨日より今日、今日より明日と、心身の能力が高まり、できることの範囲も広がっていきます。

深く休むために

ところが、休む間も惜しんで頑張って体を痛めたり、休んでいるのに疲れが抜けず、何だかスッキリしないこともあります。限界を超えて無理を続けていると、家事や仕事の効率が落ちて余計に頑張らないといけなくなり、さらに休む間もなくなるという悪循環に陥りがちです。けれど、ただ休んだだけではうまく力が抜けない。そうした時には、休み方の工夫が大切です。

気功の中には、心身を十分にゆるめて休むためのさまざまな工夫があります。第一章の「心がおちつくやさしい気功」を体験して、すでにお気づきだと思いますが、気持ちよいことを淡々とくりかえしていると、ふと頑張ることを忘れて体がゆるんでしまう。体が的確にゆるんでくると、不思議に心も楽になる。心がほどけていくと体は一段とゆるんで気持ちよくなっていく。こうして「ゆるみの連鎖」が生じると、休むだけでサッと疲れが抜けるようになります。

ただ一生懸命に頑張るだけではない「別のやり方」があることは、体験して初めて気づきます。私たちは生まれてからさまざまなことを学んできましたが、「体を上手にゆるめて休む方法」は、ほとんど学んだことがありませんでした。「休む」ということがあまりにも平凡で、大きな意味を見いだせなかったのかもしれません。でも、もう今は違います。「休む」ことの本当の意味を知り、その目覚ましい働きを目の当たりにすれば、気功の中にある「休むための工夫」が宝のように見えてくるでしょう。

ウゴク――「動」

第二の健康の秘伝は、十分に力を発揮して動くことです。

先ほどと逆のように思うかもしれませんが、動くことと休むことは、同じことの表裏です。しっかり動いてこそ十分に休めるし、ストーンと深く休んだ後には動きが一段と軽くなり、心身の能力が十全に発揮されます。

全力で、スムーズに

心身の能力を高めるためのポイントは、全力を発揮して動くことです。力の出し惜しみをしたり、動きたい心にブレーキをかけたままでいると、心身の健康を崩します。動かないでいると衰えるのは自然の理。例えば、一週間もずっと横になっていると、筋肉が衰えて歩くことすら大変になります。体はもちろんのこと、頭もどんどん使った方がいいし、心をこめて気遣いもし、悩む時は全力で悩み、苦しい時は可能な限りその苦しみが少なくなる方へ動くことが大切です。

それは無理して頑張ることとはむしろ正反対で、ただ頑張るだけでは体がこわばってしまい、疲労が蓄積して心身を損ねることになります。そこで大切になるのが、「スムーズに動くための工夫」です。まず緊張の糸をほどき、心身を十分にゆるめます。今、休んでいる部分が多いほど次の動きの可能性は広がります。体がゆるむと感覚が働きやすくなり、感覚が働き出すと動きがスムーズになります。つまり、第一の秘伝「上手に休む」ことが「快活に動く」ことの土台になっているのです。そのゆるみの基礎の上に、必要最低限の力で軽々と動く習慣を培っていきます。

第四章で紹介する「肩の荷がおりる気功」は、なるべく小さな力で、伸びやかに気持ちよく動くレッスンが集めてあります。毎日続けていると、ずっと頑張り続けていた緊張の癖が抜け、その時々にちょうどいい、無理や無駄のないエコロジカルな動き方が自然に身に付いていきます。燃費のよいエコな車は、性能も優れているもの。小さな力で大きな働きができるのですから、いつも余力があって快適で、少しアクセルを踏めばグーンと快調に進んでいきます。

いのちのリズム

人間の運動は、筋肉の緊張と弛緩によって生じます。だらんとたるんで引き締まりのない筋肉も、固く緊張してゆるまない筋肉も、どちらも生き生きとした動きを失っています。それがちょっとしたことで筋肉がゆるみはじめると、今度はサッと引き締まるようになり、いつでもシュッと収縮するようになると、自然にふっと力が抜けてゆるむようになる。こうして「うごく・やすむ」という「緊張・弛緩」の生き生きとしたリズムが生まれます。

この、波のようにくりかえす緩急のリズムを、気功では「動静」あるいは「陰陽」と表現します。動と静は、お互いを補い合い、高めあう波の裏表。とぎれることなく連綿と続いている、大切な「いのちのリズム」です。生きている限り、そのリズムが止むことはありません。

「生きている」ことは「動いている」こと、つまり「常に変化している」こと。この変化の幅の広がりが、生命力の高まりそのものなのです。

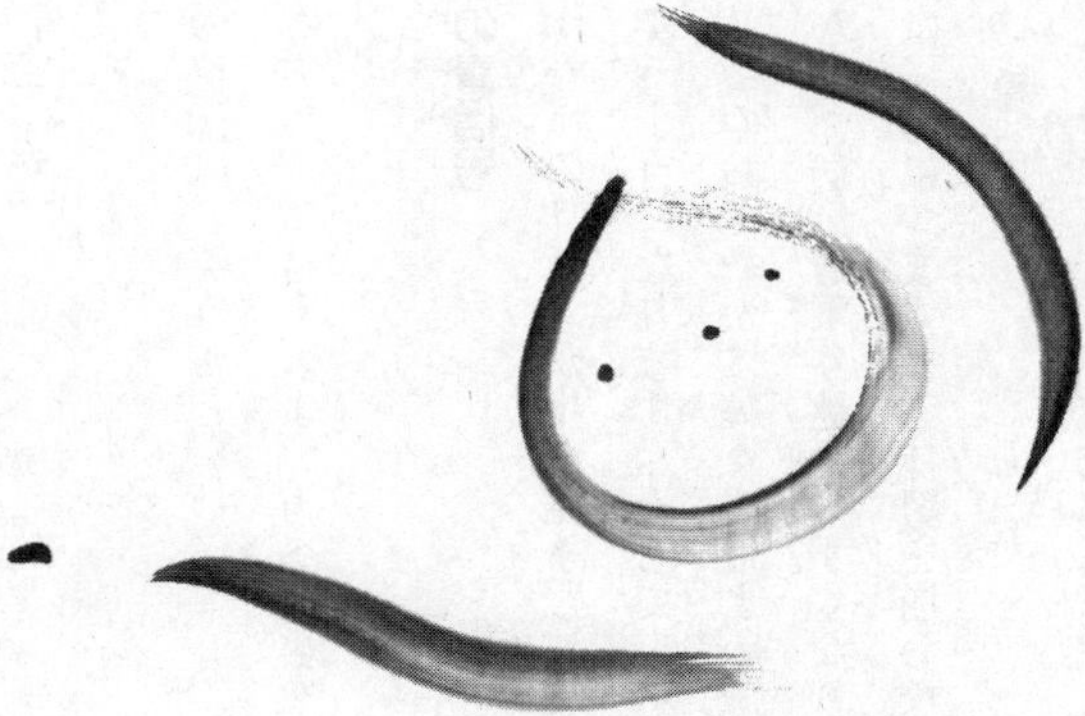

ワラウ――「楽」

第三の健康の秘伝は、笑うこと。
そして、楽な方へ、気持ちのよい方へ、自然に動いていくことです。

生命力発揮の青信号

「うごく・やすむ」のリズムが生き生きと波うつようになると、心身ともに心地よくなり、よく笑うようになります。そして、気がつくと自然に微笑んでいることが多くなります。このおだやかに続く心地よい微笑みは、生命力発揮の青信号。笑うと免疫力が上がり、病気も乗り越えやすくなります。そして困難の中でも微笑みを絶やさない人は、時につまずき、体勢を崩しながらも、難局を飛び越え、次々に能力を伸ばしていきます。

体はとても正直です。楽しい方向にはサッと全力が出せる。笑うと、その全力発揮の信号が青になり、生命力が高まり、いのちが光り輝き始めます。

動静楽寿

二〇〇〇年の秋、中国の大連で恩師劉漢文先生の教えを受けていた時に、劉先生は、「動＋静＋楽＝寿」と板書してから、このように語られました。

「動くことと休むこと、その両方が大切です。しかし、それだけでは足りません。『楽』を加えることで、長寿を得、健康で幸福な生活が実現します。『楽』とは、笑うことです」。「中国のお寺の門を入ると、満面の笑みをたたえた弥勒《みろく》さんがいます。仏の教えを学び幸福を得たいなら、まず笑いなさい、という意味です。笑うことが最初の入口なのです。笑っている一生と笑わない一生は別物です。笑っていると万事うまくいき、言葉も身体も精神状態もみんな違ってきます。自然であればあるほど楽しく円満になるのです。笑った方がいい。幼稚園の子どもに戻ってください。私は、笑わない人を見ると心配になります。時々おかしな動作をしたりしてみんなを笑わせるのはそのためです」。そう言って、八〇過ぎの大先生がやんちゃな顔で、ニコ～ッと笑うのです。

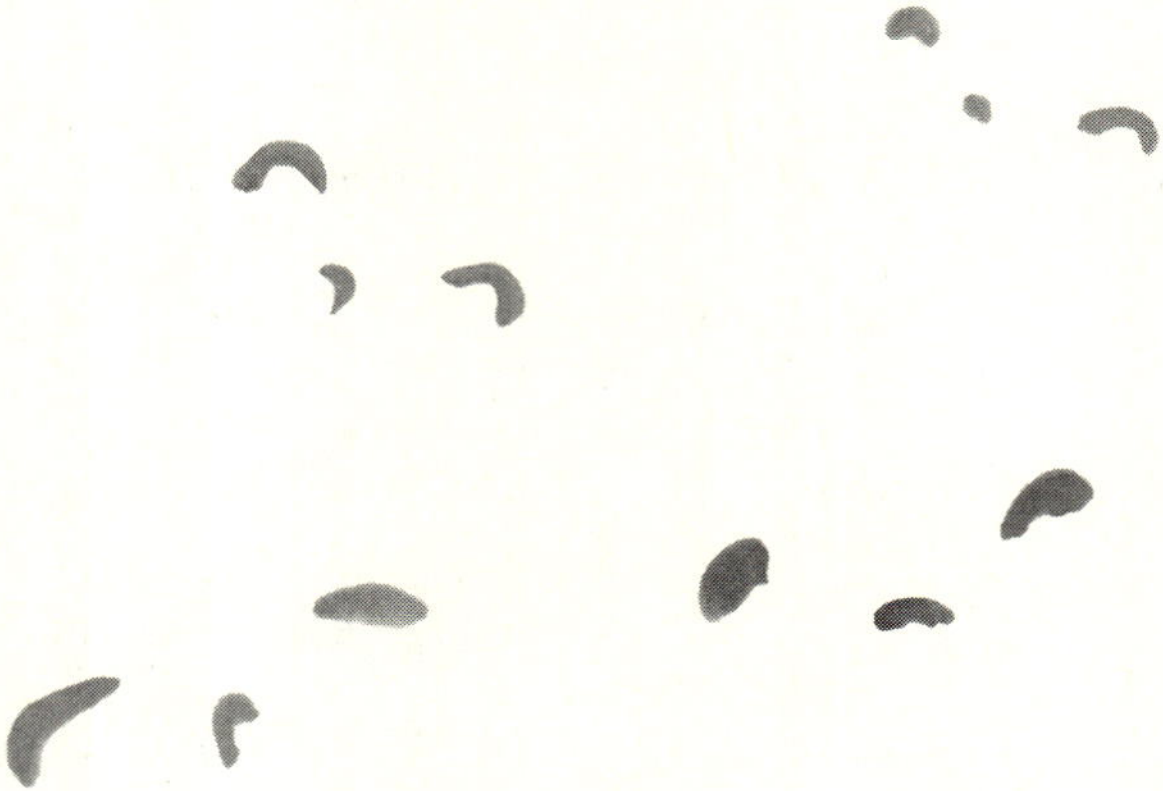

笑う気功

「笑う気功」は爽快です。初めて習った時の印象は強烈でした。おもしろいことは何もないのに、ククッ、ククッと笑いがこみ上げてきて止まらないのです。大笑いすると、心が晴れ、体は熱くなって快い汗をかいたよう。こだわりやこわばりが一遍に抜けて、心身ともにスッキリします。排泄が盛んになって肌がきれいになり、太り過ぎている人はスリムになります。まさに心と体の大掃除。笑いが大切なことは知っているつもりでしたが、笑いというものがこんなに素晴らしいものだということに、その時初めて気がつきました。

でも、しばらく笑うこともなかった方が急に笑うのは難しいものです。そこで笑いを習慣にするためのちょっとしたコツを紹介しておきましょう。

微笑む習慣

にっこりした表情を作ります。もちろん辛く悲しい時に無理に微笑む必要はありません。少し心の余裕がある時、お風呂上がりなど体の心地よさが高まっている時に、表情をゆるめ、ニコッとしてみるのです。

気功をする時は、このおだやかな微笑みが基本です。だから気功をしていると、みんなニコニコした柔和な表情になります。

「心がおちつくやさしい気功」を何日か続けていくと、その効果がはっきりしてきます。「『最近楽しそう』『表情が明るくなったね』といろんな人に言われるようになった」「退屈な毎日が、楽しく過ごせるようになってきた」「体が楽で、心地よく、楽しく感じられることが確実に多くなった」「『最近やさしくなったけどどうしたの、恋でもしているの』と言われた」など嬉しい感想をたくさん頂いています。

お腹をかかえて笑う

時には大きな声で、お腹をかかえて笑ってください。ハッハッハッと声を出して、大きくお腹を動かします。笑いの振動がお腹をほぐし、お腹が動き出すと心がほどけ、晴れ晴れとした気分になります。笑いは、ダイナミックに心身を解放していく独特のリズム。その波に積極的に乗っていきます。ちょっとした笑いの種を見つけては笑う。誰かが笑っていたら一緒に笑う。落語や狂言、楽しい舞台、大笑いしそうなところへ体を運んで、心ゆくまで笑う。そうして笑いの渦に自ら飛び込んでいくと、パッと開けてくるものがあります。なんだか心の底から嬉しくなり、ただ「生きている」ことが満ち足りたものになっていきます。

恋のような気分

それはいわば、いのちの花が開いたような感覚で、どこか恋に似ているかもしれません。恋人どうし手をつないで歩くと頬がぽっと赤くなり、幸せな気持ちが内側からフツフツと湧いてきます。そして恋をするとみんなきれいになります。男は男らしく、女は女らしく色づき、艶《あで》やかな花のように香り立つのです。

胸の奥に「美しく花が開いている」ようにイメージしてみてください。私は私らしく、あなたはあなたらしく、今ここで美しく輝いている。その淡くて心地よいビジョンは、心の中の種子となり、いつかどこかで実を結んでいくでしょう。

楽な方へ、気持ちよい方へ——操体法の原理

「楽な方へ動く」という秘訣は「操体法」の基本です。操体法は、故橋本敬三医師が正体術など東洋的な施術を試みる中からまとめたもので、医療分野で発達し、腰痛や肩こりから、癌や難病の治療まで大きな成果を上げています。

心身の能力を高めるためにも、この「楽な方へ動く」という原則が大活躍します。心身をゆるめて、「今何をしたい?」「どっちが楽で気持ちいい?」と自分の体に聴き、体の声に従って、楽で気持ちよい方向へ素直に動いていきましょう。楽な方へ主体的に動く習慣ができると、心身が快活になり、できることの範囲も広がっていきます。

「楽な方へ、楽しい方へ動く」そして、「笑う」。その習慣が、健康への道先案内となり、毎日を「楽しみが尽きず、笑いのたえない日々」に変えていくでしょう。この「楽の習慣」が身に付くと、春になると桜の花が一斉に開くように、次々と心地よい感覚が開いて、「健康」に向かう大きな流れができます。山から海へと川が流れるように、動き始めたらみなその方向へと流れてゆくのです。

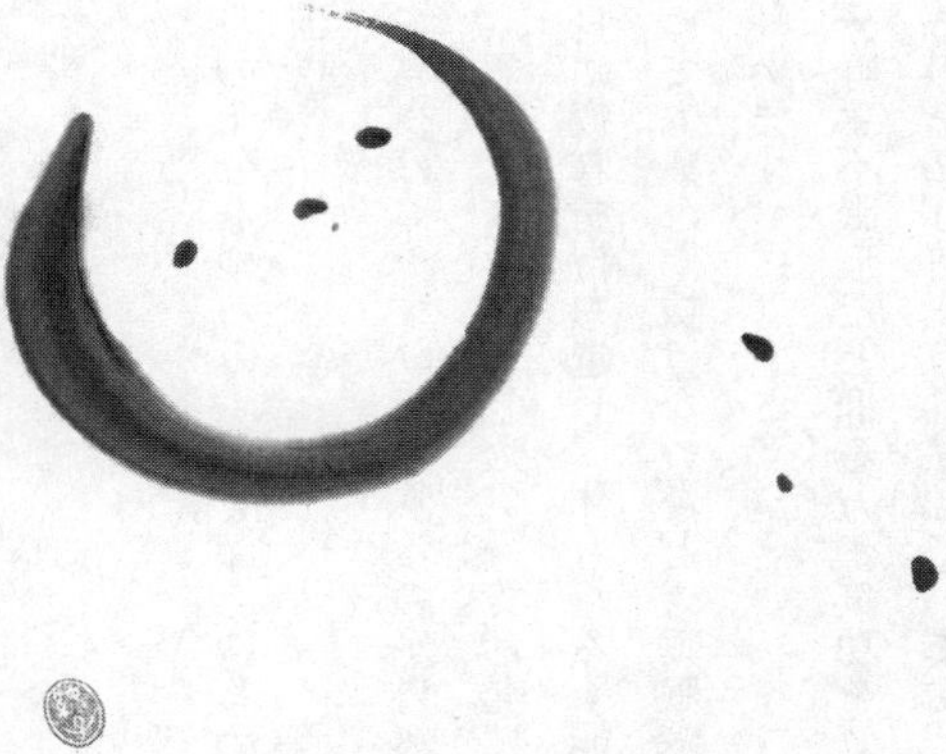

深く眠り、心地よく目覚める

眠りを深くする

健康の基礎は、心身の十分なゆるみ。体を深くゆるめるために、一番大切なのは眠りを深くすることです。

昼間は活発に動いて、夜はぐっすり深く眠るのが自然のリズム。眠りが深くなると心身の疲れも抜け、翌朝はスッキリした気分で活発に動くことができます。逆に眠りが浅いと、次の日に疲れを持ち越し、体もだるく能率も下がってしまいます。眠れない、いくら眠っても疲れが抜けないなど、睡眠障害で悩んでいらっしゃる方がたくさんいらっしゃいます。

眠りは気功の得意分野。不眠症だと仰る方が気功をしながら目の前でこっくりこっくり舟をこいでいるのを私は何度も目撃しています。眠りを深くする簡単で効果的な方法を三つ紹介しましょう

1　耳もみ

緊張や不安が続いて眠りが浅くなると耳（耳殻《じかく》）が硬くなります。耳をつまんで硬いところを探し、そこをギューッと痛いぐらいにしっかりつまんで、ゆるめます。疲れ目にもよく効きます。

これはモンゴルに伝わるソコヒの治療法だそうです。ソコヒとは今で言う緑内障や白内障のことです。硬い時は目に星が飛ぶぐらい痛いですが、つまんでいるうちに体がぽかぽか温まり、視神経がゆるみ、ほっとした感じになります。今やってみてください。一度やったら忘れません。

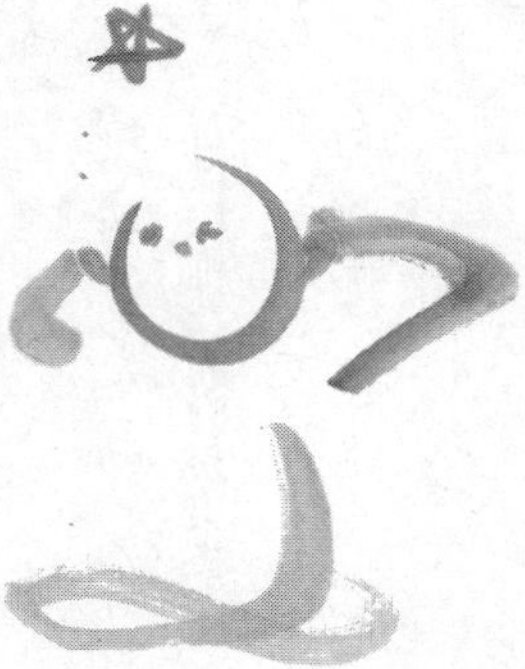

2　首まわし

ゆったりした気分で、ゆっくり首をまわします。第一章で紹介した「ゆっくり首をまわす」動きです。頭の緊張が抜け、深く眠れます。首は繊細な筋肉が集まっているので強くもむとかえってこわばります。ごろごろと楽にまわしていきましょう。

3　眠《みん》の法――後頭部のてあて

手のひらをまくらのようにして後頭部にあて、横になって足は楽に組みます。両目の裏側の位置に手のひらの真ん中があたるようにします。肘のところにクッションをあてると腕が楽でしょう。ポカンとして呼吸も自然にまかせます。しばらくすると骨盤がゆるんで下腹部がぽかぽかしてきます。この方法は劉漢文先生に教わりましたが、やってみた小学生が「おなかがぬくくなる」という感想文をくれました。

心身のリフレッシュに、目を閉じて静かに数分間。短時間で疲労が抜けるだけでなく、体の潜在力を引き出す休み方です。楽な姿勢で、そのまま眠ってしまってもいいでしょう。腰がすーっとゆるみ、眠りの質が変わります。

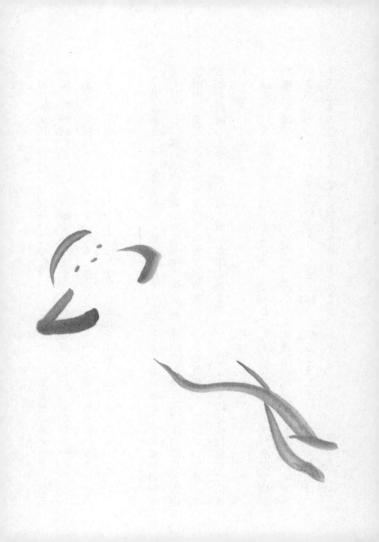

お休み前に、最低一週間続けてください。どれか一つでも変化があります。眠る前に一日の疲れをほどく習慣を作ります。第一章で紹介した「心がおちつくやさしい気功」を続けるのもおすすめです。継続している方の多数が何らかの眠りの改善を感じ、不眠の症状が辛かった方ほど劇的な変化を体験されることが多いようです。

心身を整え、楽にするには、眠りを深くすることが一番効果的です。眠りの質が良くなると、眠っている間に大脳が深く休息し、運動系がゆるみ、体の成長と修復作用が高まるからです。また性の働きが調整され、心の葛藤や、思わずやり過ぎることも激減します。だから、眠りが深くなるだけで、ほとんどの症状は自然に回復してしまいます。

睡眠は、大自然の懐に還ってゆくような、とても大切なひと時です。清潔で快適な寝具を選び、パソコンやテレビなど、近くの電化製品のコンセントを抜いて、電磁波の影響などもできるだけ少なくしましょう。眠ることにかける少しの贅沢は、生活全体の豊かさを大きく膨らませてくれます。

はっきり目を覚ましたら、気持ちよくウーンとのびをしましょう。一息ついたら、
楽にうつぶせにころがり、膝を引き寄せて、スムーズに起き上がります。
さあ、充実した一日の始まりです。

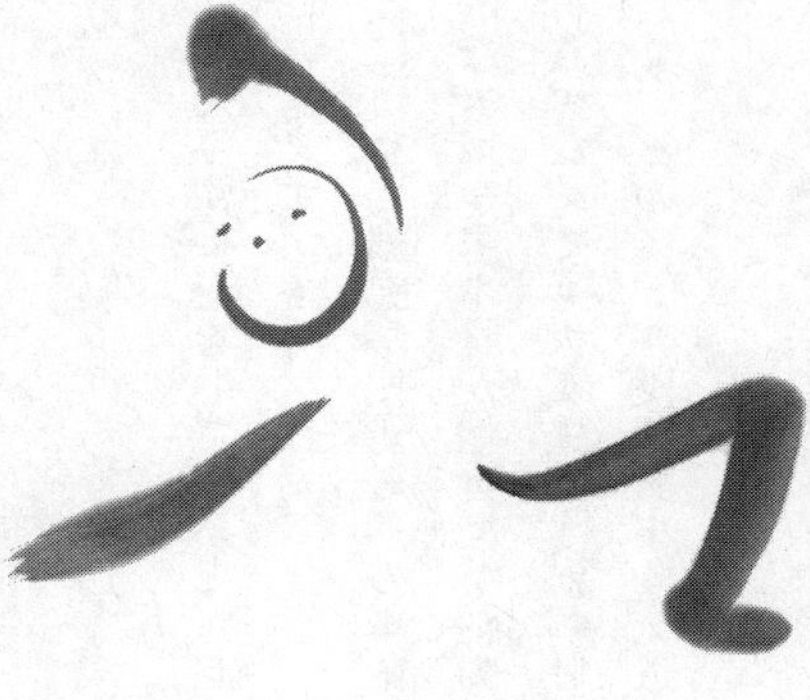

息を吐いたら息を吸う

眠りの深さは、呼吸の深さでもあります。ゆったり深い息をしていると、自ずと眠りも深くなり、心身の疲れがすーっと抜けていきます。

呼吸は体力の源でもあります。私たちは呼吸によって細胞が使える形のエネルギーを作っているので、息が深くなると、基礎的なエネルギー量が増えて、活力があふれスタミナがついていきます。食べ物は数日食べなくても大丈夫ですが、呼吸は数分が限度です。それだけ生命や体力に直結しているのに、普段はあまり気遣うことがありません。

「息を吐き、息を吸う」。この能力の尊さに気づき、磨き、高めることが、心身の能力の幅を広げます。ちまたには多くの呼吸法がありますが、意識的に呼吸をコントロールすることには善し悪しがあり、中には危険を伴うものもあります。呼吸は健康の基盤、生命の基本リズムにそって呼吸の能力を自然に伸ばしていきましょう。

完全呼吸

楽に息を吐いて、

自然に、気持ちよく息を吸ってみましょう。

お腹にもう一息吸って、

さらにもう一息、肩を上げて胸を膨らませて。

吐いてください。

この「ふーっ」と吐くことがないと大変ですが、大きく吸えば、吐こうと思わなくても吐いてしまいますし、大きく息を吐けば、自然に大きな息が入ってきます。

この呼吸は、腹式も胸式も使っているので、「胸腹式呼吸」あるいは「完全呼吸」と呼ばれます。全ての呼吸能力を使って息を吸ったからこそ、吐く息で大きなゆるみがあり、吐いた後にはすーっと大きな息が入ってきて、体の全部の空気が入れ替わってリフレッシュしたような気分で、とてもスッキリします。

呼吸を味わう

呼吸の基本を確認しておきましょう。
大きく吐いてください。……少し息を止めます。どんな感じがしますか。
大きく息を吸ってください。……吸いきったら、そのままそっと息を止めて。
今度はどんな感じがしますか。
楽に息が止まっている、その一瞬の体の感覚を味わい、自然の呼吸に戻ります。

吸う息の時に緊張、吐く息の時にゆるみがあります。緊張と弛緩は波のようにくりかえしていて、吸いきった時が緊張のピーク、吐ききった時がゆるみの底になっています。この頂上と谷底との差が呼吸の能力、そして緊張と弛緩の能力の幅です。この幅の広がりが、私たちの能力の高まりです。吐く、吸う。どちらかの能力だけが伸びることはなく、「吐いて吸う」能力が伸びていくのです。同様に、緊張して引きしまる能力だけが増すことも、弛緩してやわらかになる能力だけが増すこと

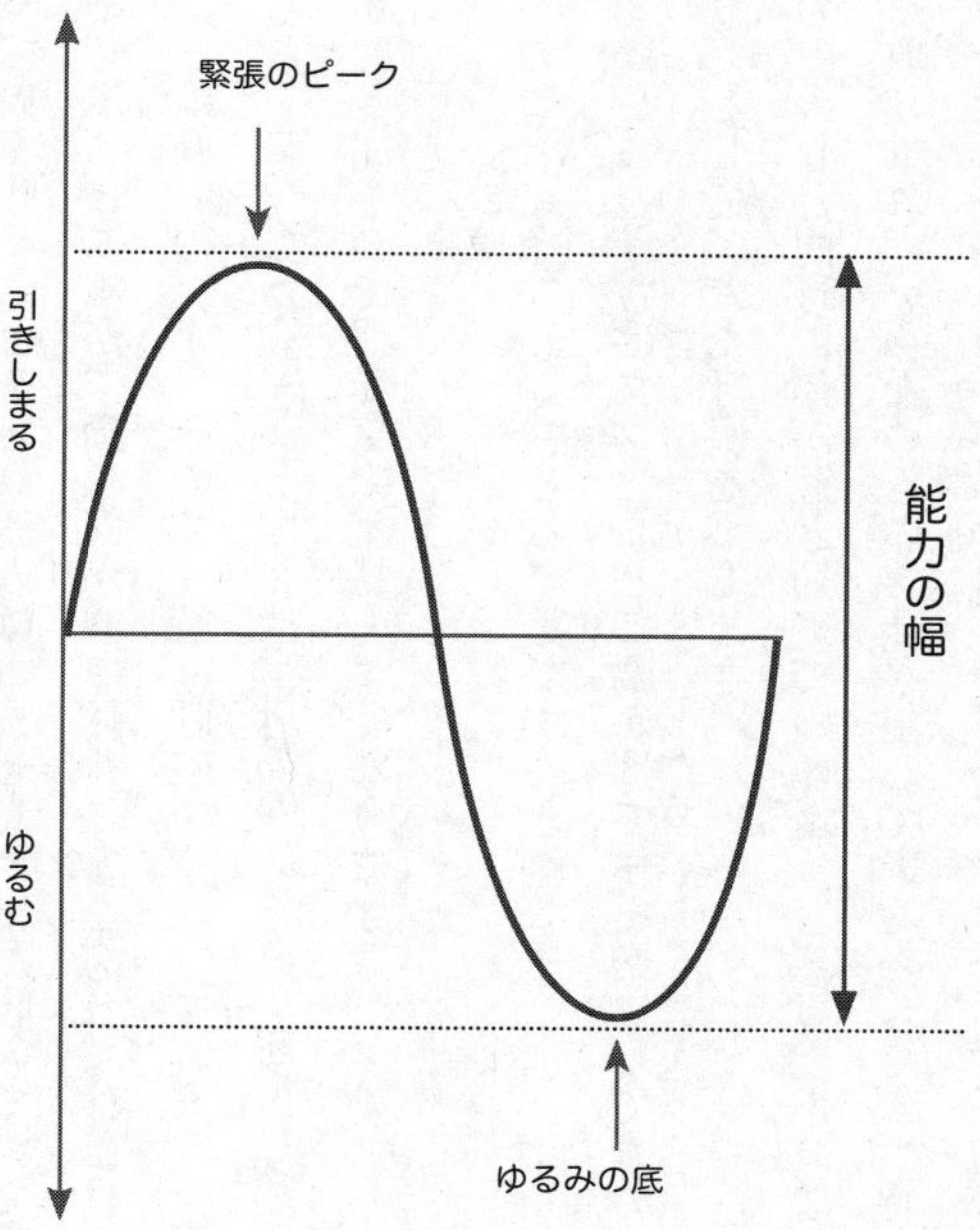
緊張のピーク
引きしまる
能力の幅
ゆるむ
ゆるみの底

もなく、「動いて休む」という一連の能力が高まってゆくのです。

吸っていて吐くことを忘れる人はいません。また吐いていて吸うことを忘れる人もいません。ところが、動くばかりで休むことを忘れ、休むばかりで動くことを忘れることは多いのです。そこで、時々呼吸を意識してみます。呼吸のリズムを感じていると、「動いて休む」という体の自然のリズムが回復し、身体各部のメンテナンスが行き届くので、元気で気持ちよくなります。

まっすぐに気持ちよく感じる姿勢ですっと座りましょう。リラックスが大切ですから、はじめのうちはソファなどに腰かけて体を楽にしてもいいでしょう。

ポカンとして、ただ呼吸を感じます。

息の出入りと同時に体が透き通ってゆくような感覚があります。それは、必要なものを取り入れ、いらないものを吐き出しているからです。特別な準備や複雑なテクニックは必要ありません。呼吸を感じ、「ありのままの自然」に気づくことから変化が起こります。

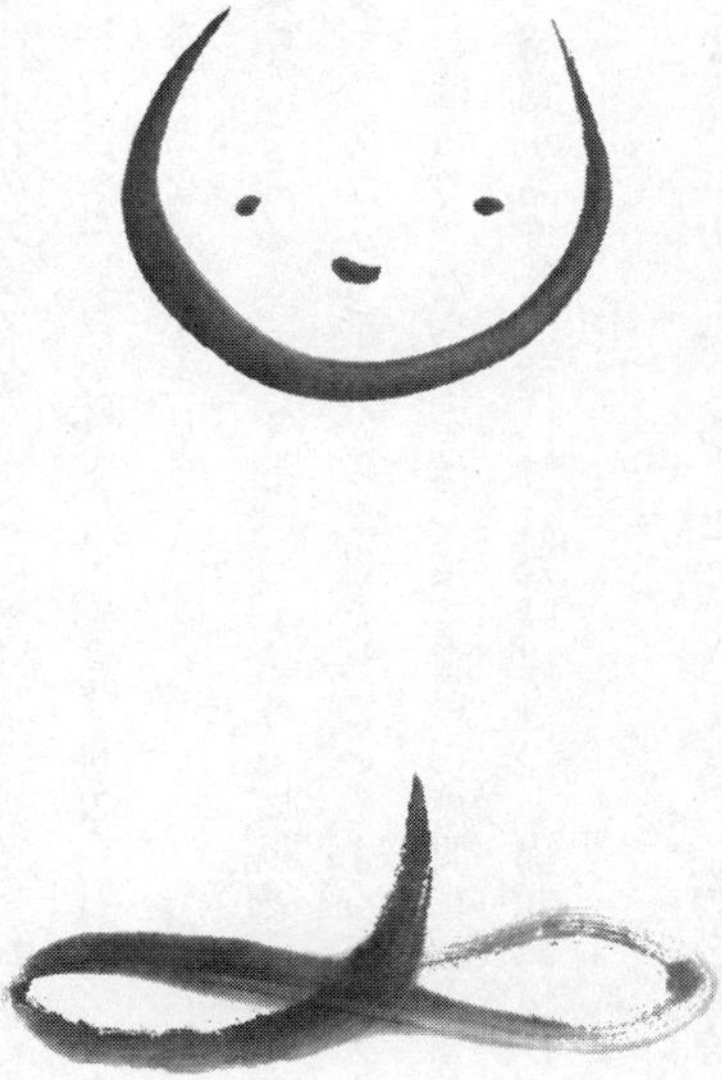

行気――部分で呼吸する

息をしている時には、全身を感じてもよいし、お腹、足といった「ある部分」だけを感じることもできます。体の「ある部分」にフォーカスする方法は「行気《ぎょうき》」とも呼ばれます。「行」は巡らせるという意味で、そのまま部分の呼吸を味わっていると、体に気が巡っているような感覚が生じます。

例えば、手のひらに集中してみるとよいでしょう。合掌して腕を楽にして、ポカンとして呼吸に集中します。あたかも手のひらが息をしているようにイメージし、その感覚を味わいます。しばらくしたら手を離して、普段の感覚に戻ります。毎日続けていると手のひらの感覚が高まり、体に触れた時にさっと異常に気がつくようになります。

体のどの部分でも同じように呼吸を感じることができます。手のひらをあてて、手の触れている部分で呼吸するとさらにわかりやすいでしょう。しばらく呼吸を味わっていると、その場所の自然の治癒作用が高まり、違和感や痛みなどがふっと消えてしまうこともあります。

「ありのままの自然に気づく」こと、その効果は想像以上のものがあります。初めのうちは「なんとなく変化があるかな」という程度かもしれません、そして感覚を使うことに慣れてくると、ただ気づくだけで変化が始まります。

呼吸を感じることは、いつ、どこでもできます。ふんわりと体をゆるめ、スーッと心を澄まし、「どんな感じかな」と体に耳を澄ます。

頭から吸って、しっぽの方へ吐いてゆくように体の中心に気を通すのもよいでしょう。感覚がクリアになり、透明感が増すほどに、効果ははっきりしたものになります。「考える」のではなく、ポカンとして感じるのがコツです。

「ウゴイテヤスム」。そのベースは呼吸のリズムの中にあります。

働く

働くことの快感

仕事や生活のリズムも、呼吸のリズムと似ています。

「働く」ことも、「休む」ことも人間の本能。それぞれ楽しくて気持ちよいものです。「休む」気持ちよさはよくわかりますね。ところがずーっと休んでいるのも、何だか退屈。それは体中に動きたいエネルギーが余っているのですから、どんどん動いて発散します。「体の欲求にそって自ら動く」ことが働くことの原点です。

「働く」ことには、体内のエネルギーが昇華する気持ちよさがあり、それが働く快感そのものです。そして、「あ～疲れたな～」と感じたら、そこできちんと休む。休むとまたエネルギーが充電されて動きたくなる。「よし、やろう！」という感じが出てきたら、すぐ働く。

「働く、休む」はひとつながりのリズムですから、タイミングを外さず波に乗ることが大事です。

波を起こす

「休んでいるのにだるい」「働いていることが辛い」というのは、どこかで停滞して、うまく波に乗れていない状態です。原因がわかれば解決方法は簡単です。波が停滞しているなら波を起こす。ただ休むだけではなく、心底リラックスできるように体をゆるめてストンと休み、「今一番やりたいこと」に集中します。これで初めのひと波ができます。そしてひとたび波が起こると休むことも働くこともどんどん面白くなってくる。「働いていることが楽しい」「休んでいることが気持ちいい」というくりかえしになり、楽しさ、気持ちよさが広がってゆきます。

ゆとりを生み出す

「働く」ことと「休む」ことは表裏です。「よく働いてよく休む」と、働く能力と休む能力が同時に向上し、短時間で多くの仕事がこなせ、十分な休養がとれます。よい働きを引き出すためには、よい休み方を工夫して、働きやすい環境を作ります。この意識快革は職場を明るく元気にし、仕事の能率をグンと高めます。

私の働くＮＰＯ法人気功協会では、環境費という科目を設け、快適な仕事環境を意識して作っています。事務所の入居前には、床下に炭を敷きつめました。湿度が調整され部屋の空気がすーっとします。みんな紅茶が好きなので、カップやポットをさっと使えるように白木の棚を作りました。ブロック塀を竹垣風にして、和風の庭を作り、昔ながらの京町家の良さを復活させていきました。

ただ頑張ればよいという時代は、すでに幕を下ろしつつあります。、たくさん働いて一生懸命に稼ぐよりも、働くことそのものを楽しみながら、生活も充実させていくような流れが生まれてきています。気持ちよく働くために、ゆとりをつくり、休みも十分に楽しむ。そうした習慣がこれからの職場の標準になっていくでしょう。

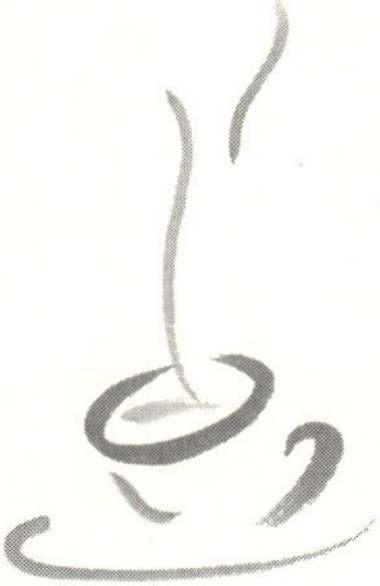

みんなの役に立つ

できるだけ働かないことを幸福な人生と勘違いしている場合もありますが、それでは「ほんとうの幸福」は手に入りません。幸福に欠かせないのは「心の満足」です。心の満足は誰かから与えられるものでも、空から降ってくるのでもありません。全力を発揮して働く中に「心の満足」があります。そして、能力が日々高まり、その能力を自らのためだけでなく、誰かのために使ってゆく中に「ほんとうの幸福」があるのです。「働く」とは、みんなの役に立つことです。役に立って、ありがたいという気持ちでお互いが結ばれる時、生きていることの素晴らしさを直感します。「働く」ことと「休む」ことはどちらも大切。そして、「働いて休む」という一連の能力の幅の広がりが、深い幸せとストレートにつながっているのです。

頭を休める

頭が働くリズムも「ウゴイテヤスム」。よく頭を使って、よく休めると、脳力が発達し、頭の回転がスムーズになります。

誰でも自然に、頭が疲れたら休んでいます。シニア向けの講演会で「頭が疲れたらどうしますか」と、質問したことがあります。初めはみんな考えこんでいましたが、そのうち素晴らしい答えが次々に出てきました。目を閉じる、あくびをする、肩の力を抜く、眠る、腰を伸ばす、深呼吸をする……。無意識にやっているシンプルなことをていねいにやってみると、その効果の大きさに驚きます。答えは、遠くではなくすぐ手の届くところ、いちばん身近な私の体の中にあります。

あくびは天然の呼吸法

あくびをしましょう。体を楽にして、ゆっくりと口を大きく開いてゆくと、自然にあくびが出て、頭が芯からゆるみます。三回ほど。

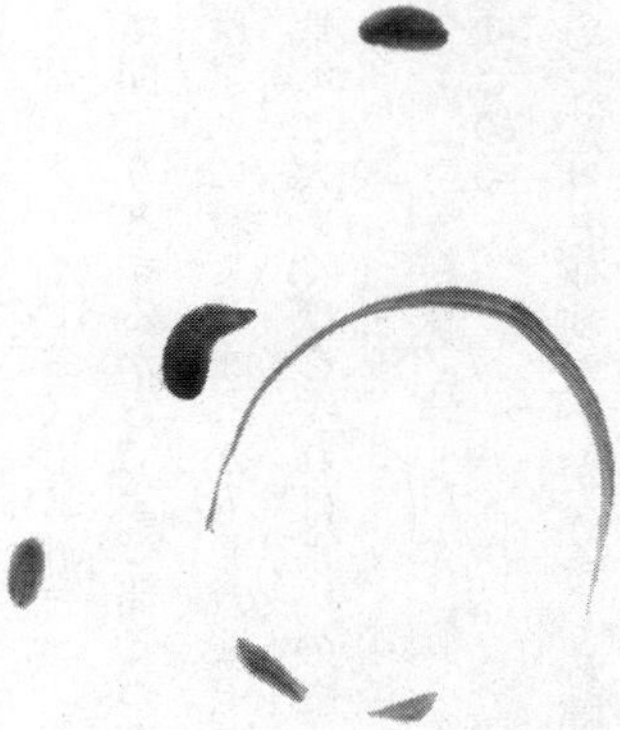

たった三回のあくびで、涙で鼻水が出るほど神経系統がゆるみます。多くの呼吸法や健康法を試してきましたが、これほど簡単で効果的に頭をゆるめる方法はなかなかありません。あくびは、ほんとうによくできた天然の呼吸法なのです。

つまらないなと思うと、ついあくびが出ます。それは、つまらないけれども一生懸命頭を働かせて聞こうとするからです。聞くつもりがなければ、他のことに熱中するか、あるいは早々に寝てしまうかもしれません。つまり、疲れた頭をリフレッシュするには、堂々と大あくびをすればよいのです。

アキレス腱をゆるめる

頭を休めるために意外と便利なのがアキレス腱です。「アキレス腱」は、ギリシャ神話の不死身の英雄アキレスがここを射抜かれて死んだことから、強いものの中の弱点という意味でも使われますが、体を整える場合にもとても大切な急処で、中でも頭の緊張と深い関係があります。あれこれ考え過ぎて頭が固くなっている時に頭の中をもんでほぐすことはできませんが、アキレス腱のやわらかさを取り戻すことは比較的簡単です。

アキレス腱をゆるめるには、第三章で紹介するように温かな蒸しタオルで温めるか、お湯につけて温めると簡単です。また、足をグーンと伸ばすようにして力を抜くとその場で頭が楽になります。仰向けに横になって、足を腰の幅に開きます。息を吐きながら、踵《かかと》を遠くへ突き出すようにしてアキレス腱をグーンと伸ばし、ポッと力を抜きます。

瞑想の習慣

ポカンとする時間を持つことも大切です。

現代は情報化社会で、休む間もなく頭を使っています。「いえいえ、私は頭を使ってません」ですって。とんでもありません。みなさんものすごく頭を使っています。テレビ、携帯、雑誌、漫画、新聞、インターネットに井戸端会議、あふれるほどの情報処理を休む間もなくしているのです。頭には、思考がくるくる回転して理解判断する働きと、ポカンとゆるんでいる間に無意識下に情報が整理統合される両方の働きがあります。そのどちらも、同じ大脳の働きの表裏。一方の能力だけが高まることはなく、同時に能力の幅が広がってゆきます。頭をよく使ったら、ポカンとして、頭を休めてあげましょう。

頭を使ってばかりなのも、考えさせないのも、思考能力の停滞を招きます。だから、「詰め込み教育」と「ゆとり教育」の問題は同じなのです。無理に詰め込もうとすることも、「ゆとり」と称して意図的にレベルを下げることも、大脳の自然のリズムから考えれば的外れです。しっかり考えてよく頭を使ったら、ポカン、と頭を休める。その「ポカ～ン」が頭の働きをグーンと高め、能力の幅が広がって、ほんとうのゆとりが生まれるのです。

活字も目に入らないようにして、外からの刺激がない自分だけの時間を持ちます。これが最もシンプルな「瞑想」です。特別な技法は必要ありません。瞑想とは、頭を休め、脳本来の働きを引き出す時間。大脳の働きに余裕ができることで智慧《ちえ》が働きだし、自然な瞑想の習慣を持つことで、真に有益でクリエイティブな活動が生まれます。

頭のリラックスに効果的なのは「あくび」。さらに「アキレス腱をゆるめる」と頭がとてもすっきりします。どんよりしていた頭の中の黒雲が、すーっと晴れ渡ってゆくようです。

「心がおちつくやさしい気功」の中では、「やさしく手をなでる」「やわらかに顔を洗う」「よしよしと頭をなでる」までの三つの動作を、ゆっくりていねいにするとよいでしょう。そうして頭がゆるんだ後に、ほんの少しの時間でも、ただポカンとする時間を持ってみてください。そのまま眠ってしまってもかまいません。脳にとって眠りはとても大切ですが、疲れ過ぎていると、ただ眠るだけでは楽にならないこともあります。

頭の疲れをしっかり抜いて一眠りした後には、大脳の働きも快調です。そして頭脳が回転し出したら、今度は惜しまずに頭を使いましょう。脳力全開になれば、脳の休息も自然に深くなってゆきます。よく頭を使って、休めることをくりかえしながら、私たちの考える力、脳力は日々高まってゆきます。

目を休める

目をよく使ってからよく休めると、視力が発達します。目は前に飛び出した脳。目が疲れると頭がくたくたになります。テレビやパソコン、スマホなどを見続けていると、頭がぼーっとしてくることがありますし、気づかないうちに疲れが溜まっているものです。蛍光灯を見つめていると目がチカチカするのと同じ人工的な疲れなので、慢性化しないうちに早急な対策が必要です。

目のてあて

目が疲れたら、目を蒸しタオルで温めましょう（一九一ページ）。目の温湿布の後は「目のてあて」。さらに深くゆるみます。ポカンとして数分間、手のひらで目を覆います。手のひらの真ん中が目の上にちょうどくるように、ふんわりと。目の奥がジーンとゆるんでホッと楽になり、神経的な肩こりもスーッと抜けてゆきます。

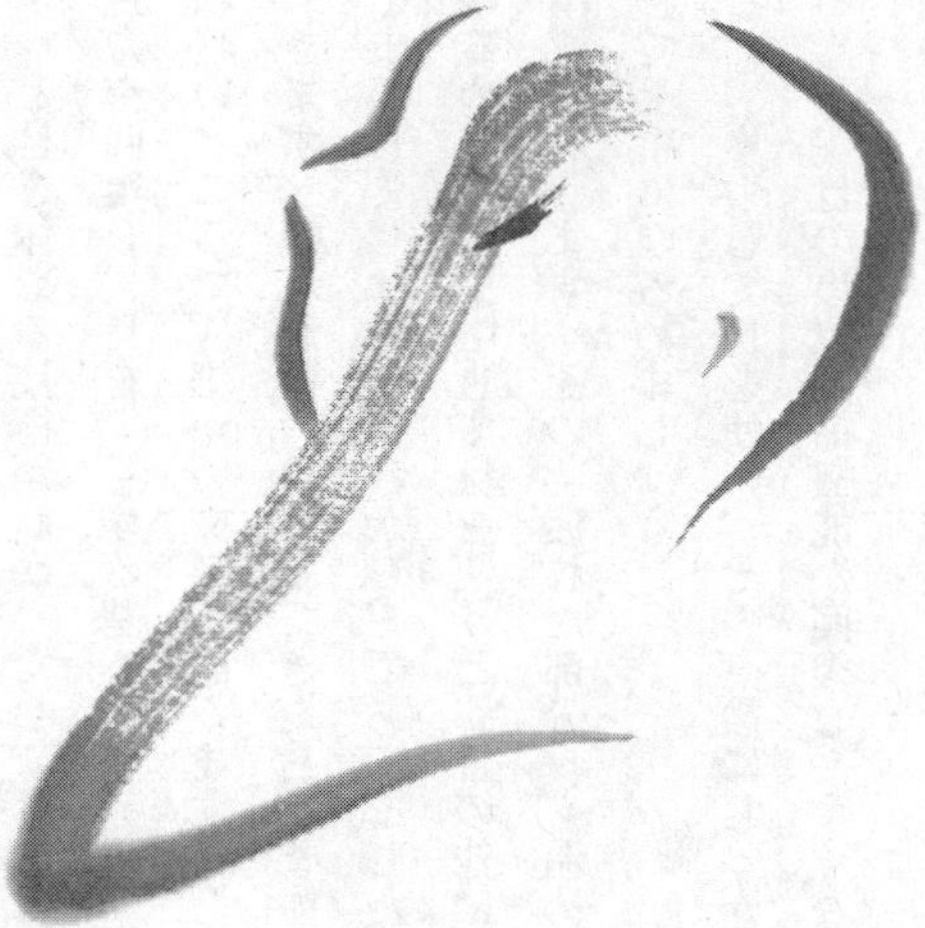

視力回復法

ふわ～っと目を休める技術がわかったら、今度はジーッと集中して目を使います。これは視力を回復し、目をよくする基本です。

例えば暗いところで、細かい文字を読みます。しばらく集中していると目が疲れてこってきます。疲れがはっきりしてきたら、まず遠くを見て、目を閉じてぐるっと眼球をまわしましょう。それから、てあてをしたり蒸しタオルで温めて、疲れやこりをゆるめます。集中して目を使うと、目の他にも肩や首、背中など、こったり疲れる場所があります。その「疲れた部分」も温めたり、のびをしたり、楽に動かしたりして上手にゆるめましょう。

そうして、集中して目を使い、その直後にしっかり目の疲れを抜くことをくりかえしていくと、目の焦点調節機能が回復しやすくなります。

耳を休める

耳を良くするコツも、使っては休めること。耳をよく使って、よく休めると、聴覚が発達し、耳が聞こえやすくなります。

眠る時に目は閉じますが、耳は閉じません。聴覚はずっとONの状態、そこで聞きたいものは感度を上げ、ノイズにはフィルターをかけて、心の集中度に応じて自在にコントロールが行なわれます。目は思考的、耳は本能的な面が強いので、気功では「耳目《じもく》併用」と言って、目と耳はその使い方のバランスが大事なのです。

言葉を選ぶ

いやなことには自然に耳を閉ざします。「ああしなさい」「こうしなさい」「こうすべきです」と言われ続けていると、耳が閉じ、気力体力が衰え、本能的な働きが滞りがちになります。普段の「何気ない言葉の使い方」がとても大切です。

子育て期は、適切な言葉の使い方を身につける好機です。自らの心のかじ取りも自然にうまくなります。「頭がいいねぇ」「親切なんだね」「素直だね」「きれい好きなんだね」なんてことを、小声でボソボソとつぶやいておくと、子どもは、そのとおりに伸びてゆきます。小さな音には自然に注意が集まります。耳が立ってくる。だから心の中に残したい大切なことは小声で何気なく話します。その言葉は本能で感じますから、本心をふっと言うのが心を導くコツです。

また「悪知恵」や「いたずら」を叱るだけなのは大変もったいないのです。「知恵」は内にある働きです。「善」でも「悪」でも知恵は知恵。その使う方向を間違えているだけなので、叱った後に「でも、なかなか頭がいいな」というようにイメージをフッと切り替えてあげるとよいでしょう。

子どもへの話しかけを例に取りましたが、誰に対しても同じですから、家族や友達とお話しする時に「自分の言葉」に耳を傾けてみてください。ただ聴くだけで、よい言葉を選ぼうという気持ちも要りません。自分がどんな言葉を話しているかを聴くようにすると、適切な言葉を自然に選ぶようになります。

耳のてあて

耳は神経系統の中枢が集まる頭部にあって、本能的働きや足腰との結びつきが強いところ。ですから、耳の働きが良くなると、直感力や推理力、集中力などが発達します。目は疲れをよく感じますが、耳はあまり疲労感を感じません。聴覚に異常が生じた時には、かなり感覚が鈍り疲れている状態ですから、耳は日々いたわってあげましょう。

耳が鈍ると、音は聞こえているけれど、話が通じないのです。人の言うことが素直に受け取れない時には、耳を休めます。こうしたことは、性格や心の問題と考えて悩んでしまいがちですが、体の機能の面から本来の働きを取り戻してゆくことがとても大切です。

耳を閉じてみましょう。手のひらでゆっくり耳をこすって、そのまま両耳をふさいでみてください。よくさすっておくと耳の周囲がゆるんで、「耳のてあて」の効果がよりはっきりします。耳を閉じていてもいろんな音がしますね。そしてしばらく閉じていた耳を改めて開いた時のすっきりした感覚。これは、なんともいえない素敵な感じです。ゆったりできる静かな環境でなさってください。

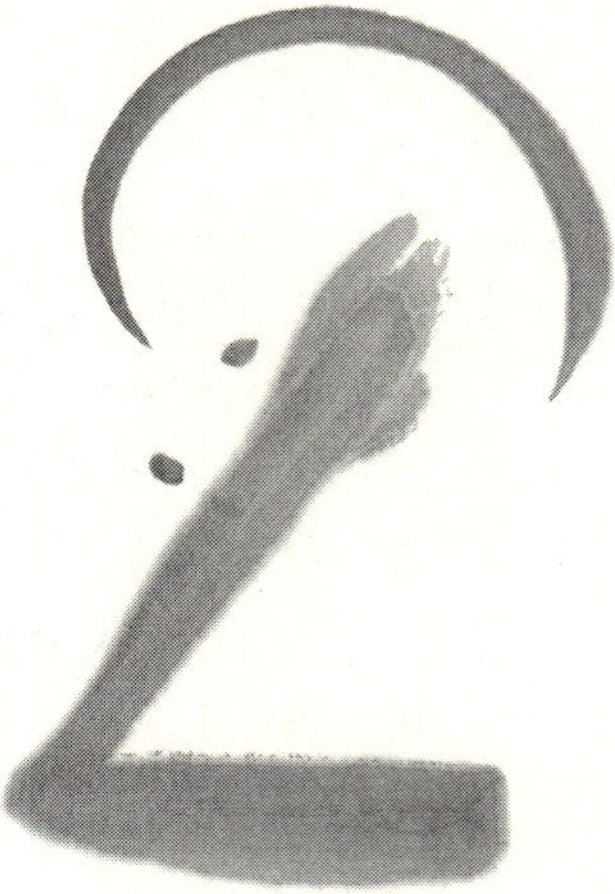

聞こえにくい時には

耳が聞こえにくい場合には、「耳のてあて」に加えて、首を温めます。首の後ろ側、真ん中あたりを蒸しタオルで温めます。足の内くるぶしも耳の急処ですから、足湯をしてくるぶしまで足を温めるのもよいでしょう。「足湯」の方法は第三章で紹介します。

耳を休めたら、こんどは耳をよく使ってゆきましょう。音楽でしたら、細かな音色を聞き分けて楽しんだり、微妙な余韻を楽しんだりします。目を閉じて耳を澄ませ、音の風景を楽しむのもよいでしょう。ぼんやり聞くのではなく、集中して聴きます。興味のある講義や語学講座なども集中して聴くものとして適しています。いやなものや嫌いなものは、向きません。すぐに感度と集中度が落ちてしまうからです。「耳を使って耳を休める」ことを習慣にしていると、耳の感度だけではなく、本能的働き全体、言わば生命力が高まってゆきますから、好きな音楽や講座はどんどん聴いてください。ボリュームはしぼり気味で。

腰を休める

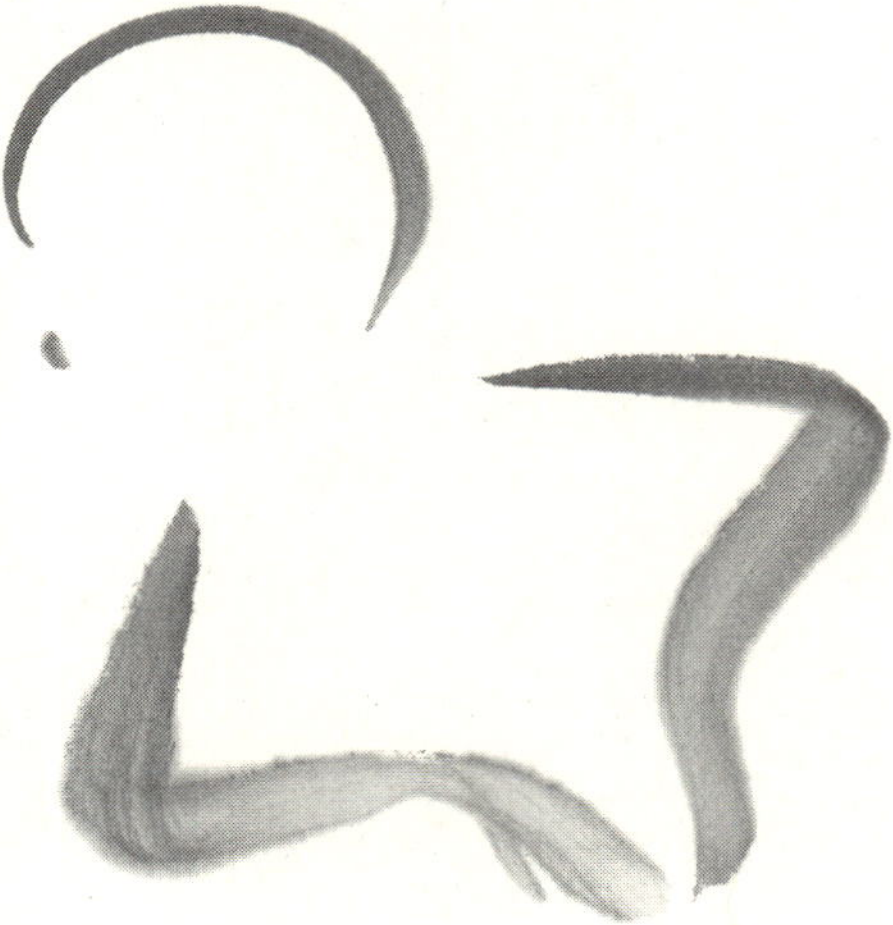

腰が変わると性格が変わる

腰は体の要。腰を使って腰を休めると、体がとても元気になります。足腰、耳、腎臓。これらはみんな関連しています。どこも、年をとると弱りやすいところ。つまり体の元気の源です。腰がこわばると、行動が遅くなって強情になる。その仕組みは、大人も子どもも同じです。優柔不断ややる気のなさも、心の問題ではなく身体能力と見て、腰のしなやかさを培っていくことが大切です。

腰を使ったら、後に深く休める。それだけのことで老化防止、性格改善のどちらにも役立ち、若くて生き生きした心身に導くことができます。

腰のてあてと眠の法

腰の後ろ側をしっかりこすり、温かくなったところで腰に手をあてます。しばらく腰の息を感じてポカンとします。腰から手が離れたら、続けて「眠の法（七六ページ）」。後頭部に手をあてて、楽に横になって足を軽く交差させます。

腰がゆるむと一遍に全身がゆるみ、全身がゆるめば深く眠れます。一週間ほど続けると、目覚めが爽快になり、積極的に動きたい感じがふつふつと湧いてきます。重かった腰も軽快にサッと動き、思ったことをすぐ実行できるようになってしまうでしょう。そして、動きたくなったらすぐ行動します。今までの習慣にとらわれて用心深く動いていると腰の力が抜けてしまうので、思い切ってサッと動くのです。

腰を痛めたら

腰痛やぎっくり腰、腰が痛む時には、脇腹をじわーっとつまんで、ふわーっと放してゆるめると、その場でかなり楽になります。左右の脇腹をつまんでみて、硬い側をゆるめます。わからない時は両方つまんでください。脇腹がゆるむと余分なねじれが解消され、腰が楽になるのです。

痛い部分や脇腹に蒸しタオルや湯たんぽをあてて温めたり、「てあて」するのもおすすめです。温めると、その場所の働きが高まります。痛みがあればどこでも、その痛む場所を「てあて」するか、温めてあげてください。どこが痛いのかをよく感じ取り、「ここ！」という場所を温めます（一八〇ページ）。

痛みを味方にする

頭部の打撲と火傷《やけど》以外は、捻挫、突き指、打ち身や骨折でも、温めると、たいてい早く良くなります。「痛み」は、その場所に意識を集め、回復を促す感覚。温めて、部分の働きが高まれば、痛む必要もなくなり体が楽になっていきます。

大切なのは、「痛みを一度受け入れる」ことです。敵だと思えば戦いは長引き、味方にすれば、痛みを通じて健康度を高めることができます。痛みは私たちの生命維持機能の一部で、緊急時の方向指示器のようなもの。痛まない姿勢や体勢を工夫し、痛むところを「てあて」し、蒸しタオルで温めて回復を促します。そうして自力で痛みを乗り越えると、次からは痛まないうちに自分で調整してしまうようになります。

痛みを抑えるために従来とられてきた主な方法はこの逆で、神経を鈍らせて、痛みを感じないようにすることでした。氷で冷やし鎮痛剤を飲むのは、一時的に感覚を麻痺させて鈍らせることですから、必要最低限がよいでしょう。

腕を休める

手と大脳の働きとは密接です。人間は手を使うことで言語が発達し、言葉を操ることで思考の働きが盛んになりました。ぼけ防止に手を動かすということはよく言われていますね。日本人は手先が器用なので頭の働きも優れているのかもしれません。

腕の力を抜く

パソコンの入力や介護など、腕をよく使う仕事では、腕の力を抜くようにしてください。腕に力が入り過ぎると、頭が疲れやすくなりますし、腕力に頼ると体の中心からの大きな力が途切れてしまうので、まずリラックスして腕の力を抜いて、できるだけ腕の力を使わずに、体全体で腕を使うようにしましょう。

横になっている人の体を起こす時、どうすれば楽に起こせるかは介護する時の切実な問題です。古武術研究家の甲野《こうの》善紀《よしのり》さんが考えた方法は大変参考になりました。目の前で見せてもらい、自分でもやってみましたが、ほとんど力を使っている感じがしません。ポイントは「余分な腕力を使わない」ということなのです。

普通に抱きかかえると肩や腕に余分な緊張が起こります。そこで、その緊張を巧みに抜きます。首の根元のあたりに、手のひらを下向きにして、手の甲を背中に滑り込ませるように腕を差し込んでから、手のひらを返します。さらに「折れもみじ」と言って、中指と薬指を曲げると腕の力を入れようとしても入らない状態になります。腕に力が入らない下準備をしておいて、相手が起き上がろうとしたタイミングに自分が後ろに倒れる。自分の体の重さを使うので、楽にスッと起き上がります。力が抜けているとお互いの気が同調するので、起こされる方も自分で起きたように抵抗がなく、とても楽なのです。

腕の力で抱え上げる場合には、相手の体重と自分との合計の体重分の負担が腕にも腰にもかかります。腕力を使わないようにすると、どちらも不要になってしまう。これは画期的です。余分な腕力を使わないことで大きな力が出るのですから、私たちも、普段から腕の力を抜く練習をしておくとよいのです。

「ふりこ」の動き

中国武術の基本練習でも、徹底的に腕の力を抜きます。「力が抜けることが力になる」というと逆のように思いますが、大きな力を出す基礎訓練として「腕をぶら下げてふる」ということをしているのです。昔は武術各派の秘伝として隠されてきましたが、近年になって、健康づくりのために気功という形で公開されました。

中国で朝、公園に行くと、腕をぶらぶらとふっている人をよく見かけました。これは、「スワイショウ」と呼ばれる「ふりこ」の動きです（一三八ページ）。「ふりこ」はその重さで動き続けます。腕の力が十分に抜けていれば、ふりこのようにゆれるし、ふりこのように動いてゆく

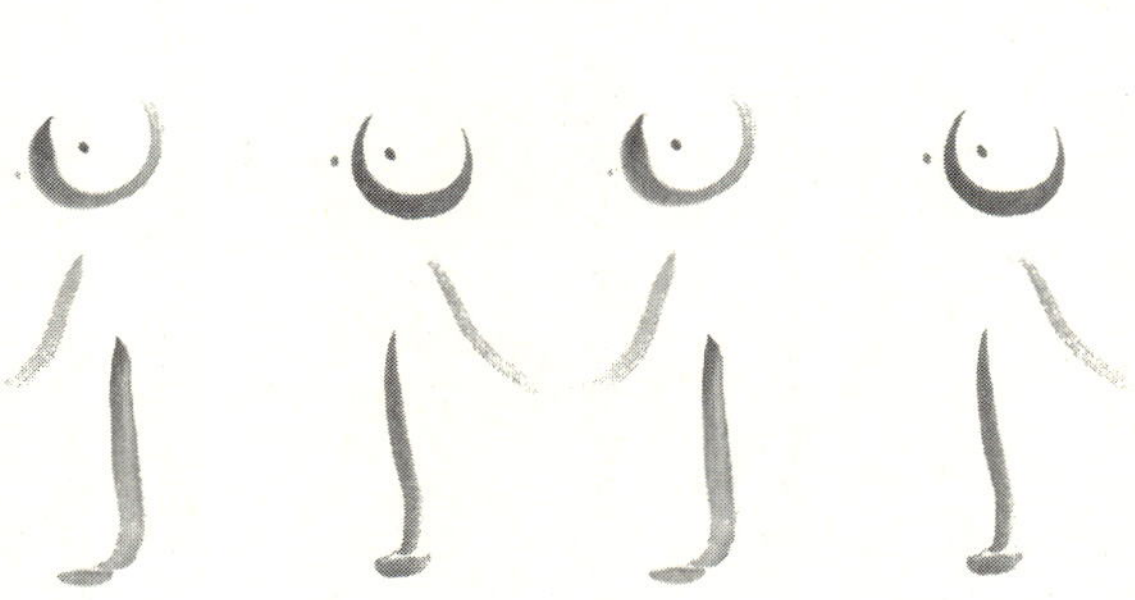

と腕の力が抜けてゆきます。

指先に糸がついているイメージで、糸に引っ張られるようにして腕が上がってゆき、つり下げていた糸がプツンと切れるようにして、ストンと腕が落ちます。ゆるんでいると、惰性で自然に腕がゆれます。その自然にゆれる感じで腕の力を抜いたまま、前後に腕をブランブランとふってゆきます。しばらくゆれたら、だんだんに動きを小さくして、ふりこが自然に止まるように、止まってゆきます。

「左右のふりこ」や「ねじりのふりこ」などいくつかのバリエーションがありますが、どれも

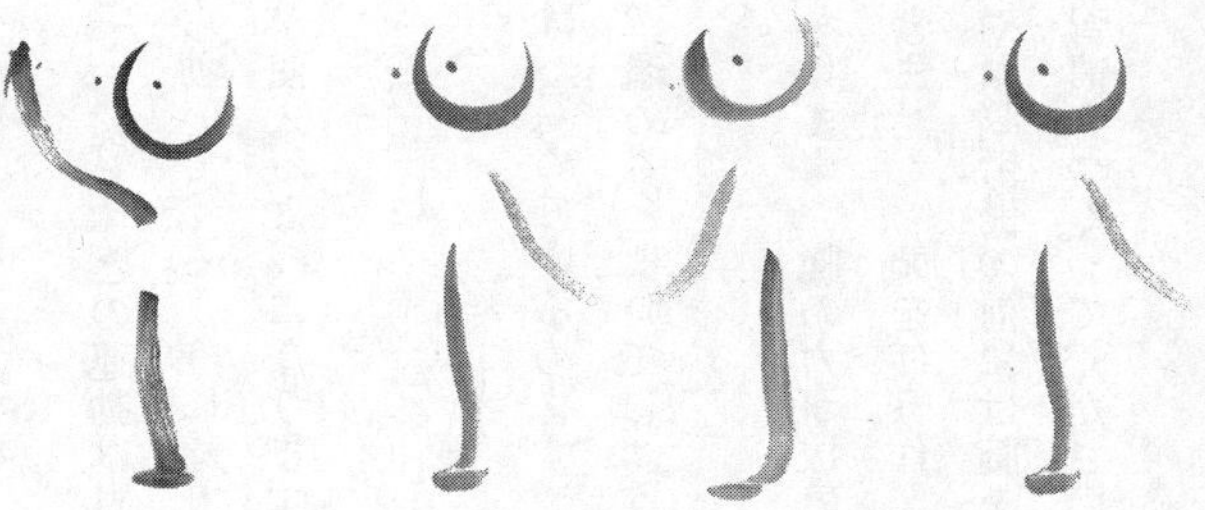

楽に腕を振ることがポイントです。

「ふりこ」は力を抜く基本レッスン。淡々と続けていくことで、腕と体との連動は日に日に進歩します。腕を動かそうとすると、自然に足腰から動いてくるようになり、全身が協調して動くので、余分な力を使わずに効率よく体が使えるようになります。

腕を温める

腕に疲れが残って、「ふりこ」だけではゆるまない時には、温めてゆるめます。両腕を四分ほどお湯につけます。疲れたらすぐになでたり、温めるとよいでしょう。蒸しタオルで肘を温めるのも気持ちよいものです（二〇五ページ）。

腕が疲れているから、頭がまわらないということもよくあります。腕の力が抜けなくなっていると、豊かでクリエイティブな発想は期待できません。頭を使う作業に入る前に肘を温めると、頭の回転が断然違います。会議や頭脳労働の前には腕をゆるめる。考えが詰まったらやはり腕をゆるめる。そんな習慣をつくってください。

腕が楽になると、心が楽になる

精神衛生の面からも、腕の力を抜くことは大切です。私たちは、「頭の中に固定化した、ある考え」に縛られやすく、苦しみの原因の多くがここにあります。腕がゆるむと頭の中もやわらかになり、心が楽になります。

中国の武術家は、高齢になっても元気で年齢を重ねるごとに強くなってゆく人が多く、ボクシングなど、若い間だけ戦える一般の格闘技と比べるとこの差は歴然としています。自然の理にかなった体の使い方をしている上に、精神的にも強いことがその主な理由ですが、「力を抜くことが力になる」というポイントは高齢化社会を迎える私たちにとって、特に見逃せない部分です。腕は、できるだけ力を使わないで使うように工夫してゆきましょう。

足を休める

ゆっくり歩く

気功や太極拳でゆっくり動くのはなぜだろうと思ったことはありませんか。その秘密は、体のあちこちが交代交代に「動いては休む」ことを繰り返し、身体各部の機能と感覚、全身の協調性を高めるからなのです。

足は体を支えるので、足にかかる負荷も、筋肉の量も多いという特徴があります。走ることが運動の代表と考えられるのもそのためですが、万人におすすめできる脚力強化法は、ゆっくり歩くこと、スローウォーキングです。

まっすぐを意識して楽に気持ちよく立ちます。遠くを見て、肩や腕の力を抜いて、スローモーションのようにゆっくり歩きます。片足に重心が全て移ってから、反対の足を軽く上げて、ゆっくり前に一歩を進めてください。

スローウォーキングは、想像以上にいい運動になります。それは、片足で体重を支える時間が長いからです。片足でしっかり体を支えると、反対の足は「力を抜き力が無理なくついてきます。交代交代に「動いては休み、休んでは動く」ので、足腰の筋肉がよく働くようになるのです。

「足をていねいに休める」ことで、足腰がよく使えるようになり、体の使い方がていねいになり、バランスのとり方も上手になって、めったなことでは転ばなくなるので、転倒予防、体力のない方や高齢の方の体力づくりには特におすすめです。小さな庭や、狭いお部屋でも練習できて、特別な道具もいりません。やさしくできるのに、一週間ほどで歩き方が変わり、一か月経つと、長い距離を歩いてもあまり疲れなくなります。足腰がしっかりすることで、上半身の余分な力が抜け、一か所に負担をかけずに全身が一つになって動くので、とても楽なのです。

この歩き方は、プロのスポーツトレーニングにも応用できますし、安全な足腰の強化法として誰でも気軽にできます。ランニングは全身に負荷がかかるので、心肺機能の強化に一定の効果があります。ジョギングは、「ジョグ」が「軽くゆする」という意味で、適度に体がゆすられ、ほぐれることが目的です。どちらにも共通の問題は「足をていねいに休める」暇がないことです。足を使ったら足を休める。スローウォーキングはそのリズムに大変よく合っているのです。

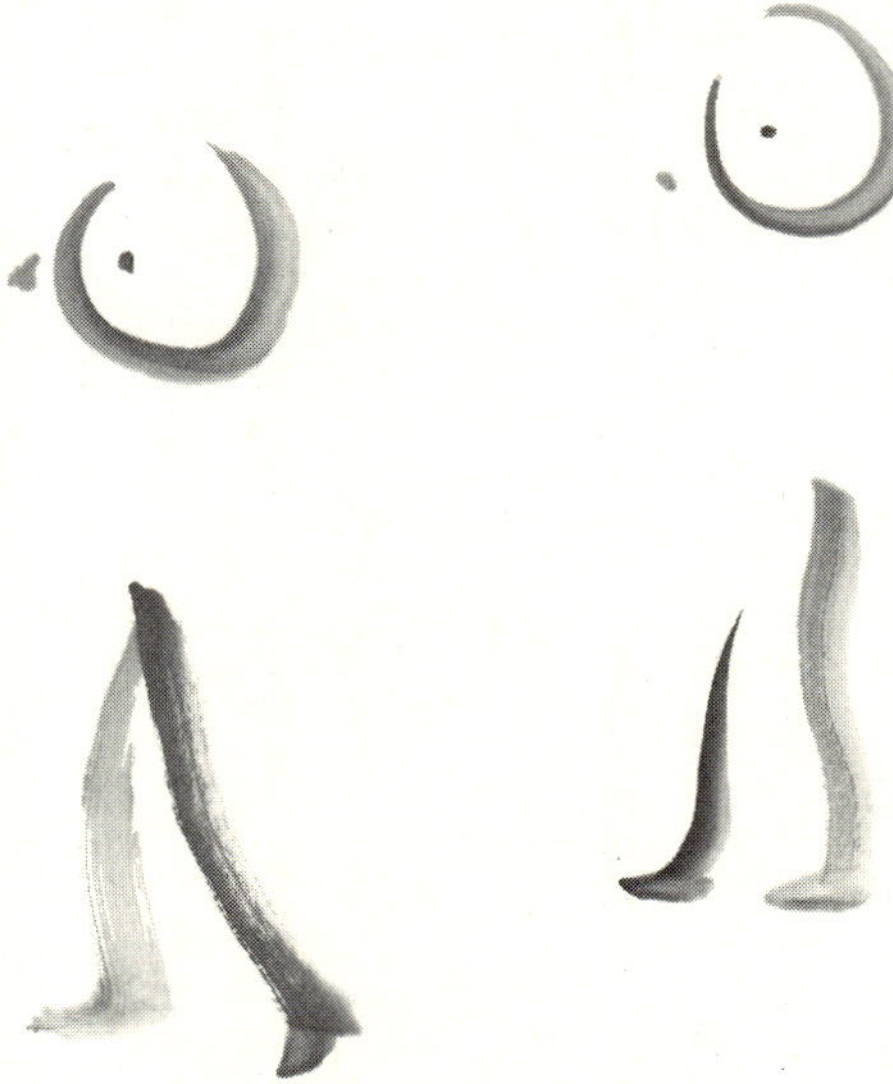

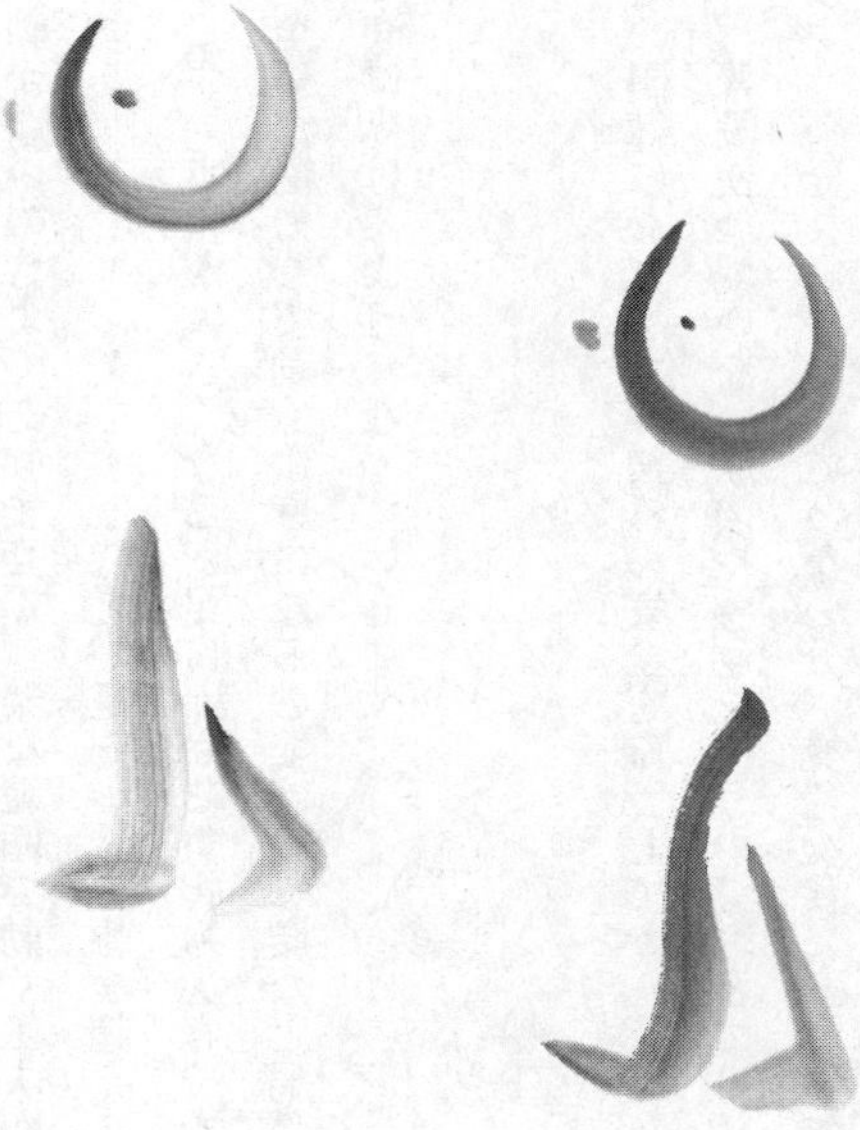

足が痛む時には

膝や腰が痛む時は、膝や腰をなでたり、温めたりしてゆるめます。無理は禁物ですが、動かないのもよくありません。楽な範囲で動く工夫が足腰を軽くしてくれます。スローウォーキングをする時も、足一つ分の幅を超えない小さな歩幅からスタートします。歩幅が大きくなると足にかかる負担も大きくなります。続けているうちに、体全体が協力して動くようになるので、膝や腰など局部への負担が減り、少ない力で楽に歩けるようになっていきます。

後ろ歩き

「後ろ歩き」も良い足の訓練になります。後ろの安全を確認してから、一歩一歩ゆっくり後ろへ歩きます。普段使っていない筋肉や感覚を使うので、とても新鮮な気分で歩くことができます。余分な癖がついていない分、交代交代に「動いては休み、休んでは動く」という理想的な歩き方が無理なくできてしまうのです。

足裏をなでる

足を使った後には、ていねいに足を休めましょう。特に足裏は全体重を支えてくれている働き者です。「よく働いてくれてごくろうさま」と、手のひらでやわらかに、ゆっくりていねいになでてあげます。足全体もなでて、よくなでたいところがあれば、「ごくろうさま」という心で、ていねいになでます。疲れている時には、足を適温のお湯に五分ほどつけて温めてください。とてもよくゆるみます。

気は心

体をなでる時に大切なのは、技術より心。無意識下に生じる双方向の密なコミュニケーションです。そのことを簡単に「気が通じる」と表現します。昔から「気は心」と言って、「粗末なものでも心がこもっていることが美徳」とされてきました。「表には見えていないものの中に大切な何かがある」ということは、日本人一般の中に自然に受け入れられてきました。観念としてではなく、実感として「気」が伝わっていたのだと思うのです。

「ありがとう」という気持ちが自然にあふれていれば、道端に咲いていた一輪の小さな花を贈っても心が伝わり、幸せな心持ちになります。そんなふうに、私の体へも、心のこもったコミュニケーションをしてゆくのです。なでたり、「てあてする」ことは、そのとてもやさしい方法です。

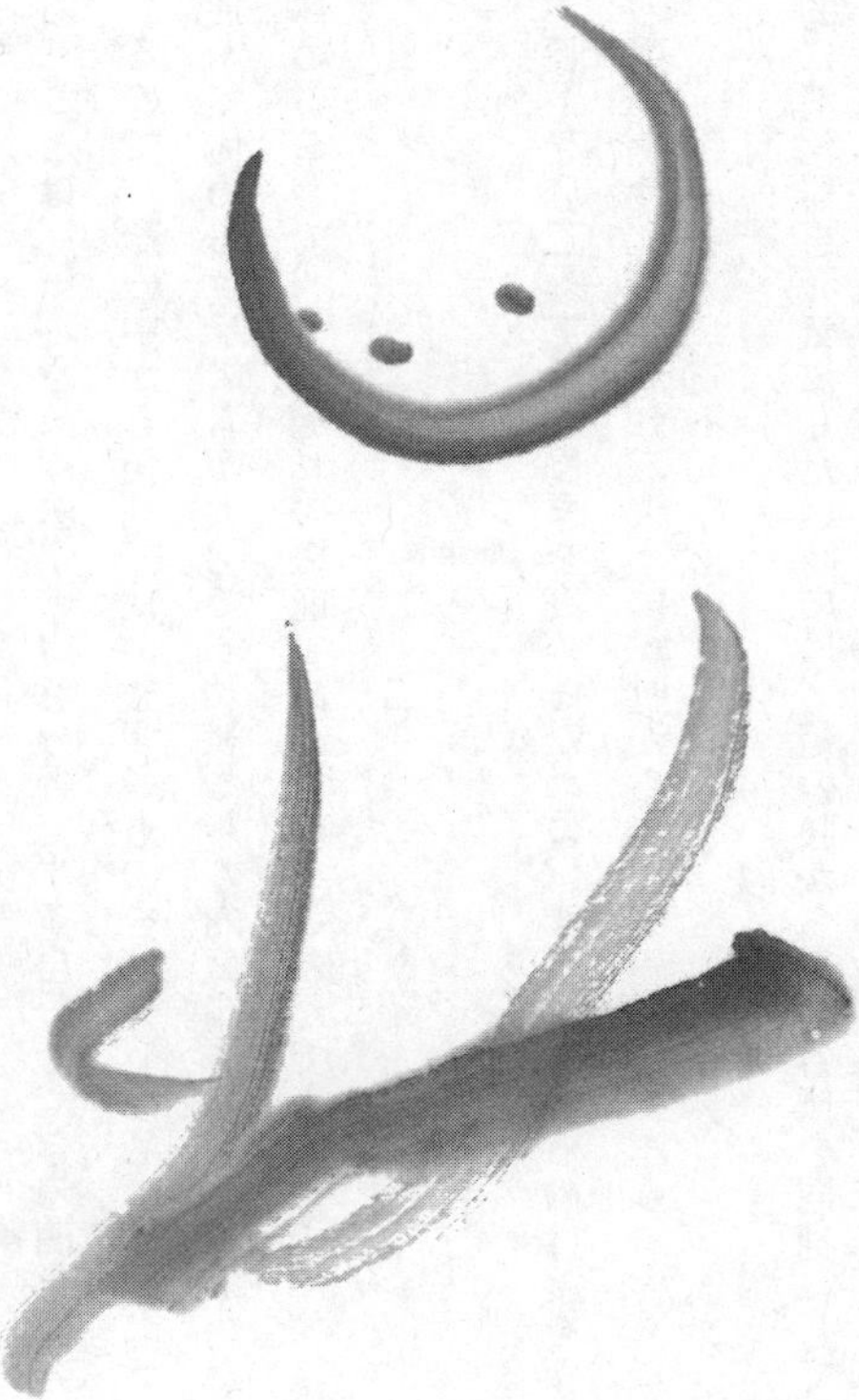

内臓を休める

「内臓を休める」ことは、気功や東洋医学の得意分野です。自分でできる簡単な方法がたくさんあるので、その中から便利で使いやすいものを紹介しましょう。

ここでも「使って休める」リズムが大切です。私たちの内臓諸器官もよく働いた後にしっかり休めることで、それぞれの機能を高めてゆくことができるのです。

胃と腸

【腕をなでる、膝下をなでる】胃の働きを高めるために、すぐにできるのは腕をなでること。手の甲側をサーッと流れるように、肘から先を人差指まで、ゆっくりなでてゆきます。

さらに本格的に消化器を元気にしたい時には、足の膝から下の外側を同様になでます。膝下外側にいわゆる「三里のツボ」があります。松尾芭蕉が『奥の細道』の冒頭で、旅の準備のために「三里に灸すゆるより」と記しているので有名ですね。三里は胃腸の働きを高める代表的な調整点です。その三里から足首のあたりまで、「気持ちいいなぁ」と感じるところをなでます。胃袋が正常によく働くようになるわけですから、食べ過ぎ、食欲がない、お腹が痛いなど、消化器系のトラブルや故障全般に有効です。

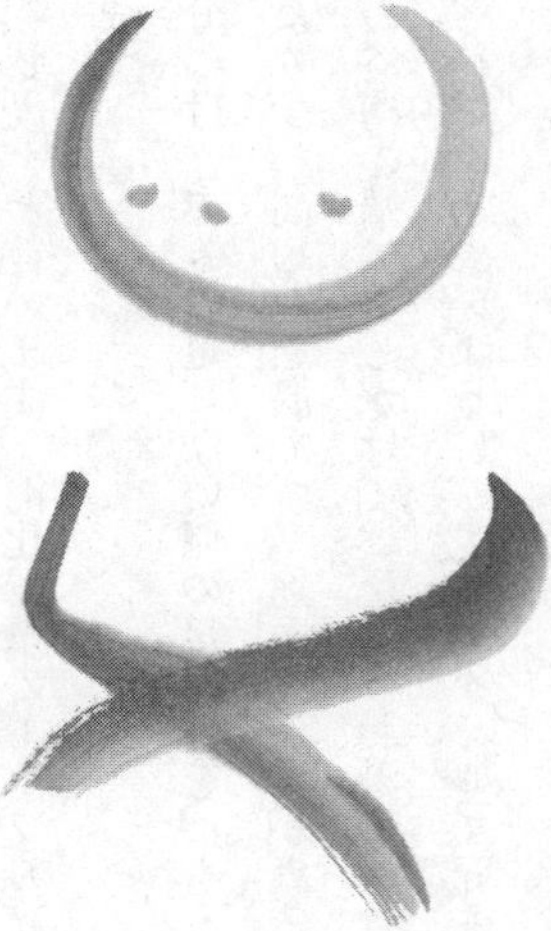

【膝湯とお腹の温め】急な痛みは、膝下まで足をお湯につけて温めると楽になります。膝まで温めるので「膝湯」と言います。消化器系のトラブルは「膝湯」だけで、ほとんどが正常に復します（二〇五ページ）。

適温の湯に両足を六分つけ、赤みの足りない側の足だけを、もう二分余分に温めます。普段の入浴温度より少し高めが適温です。途中でお湯がぬるくなったら熱い湯を足します。お風呂の浴槽の端にこしかけて、足だけお湯につけるようにしてもいいです。温まったら、後で冷めないように、乾いたタオルで足をよくふいて、靴下もはいてください。

湯たんぽを抱えて、直接お腹を温めるのもよいでしょう。お腹が痛ければ自然に手をあてて痛みを和らげるように、そこを温めているとお腹の働きが高まって、症状を楽に乗り越えていくことができます。

そして胃や腸が元気に働き出すと、心が楽で、何だか楽しくなります。

肝臓

【毒の排泄を】肝臓はとても大きな臓器で、人体の化学工場に喩えられます。

肝臓には、エネルギーを合成貯蔵する働きと、もう一つ毒素の分解排泄という働きがあります。一般に体に良いと言われるものでも、許容量を超えると体の毒になり、体を壊す原因となります。

現代は、昔に比べて栄養価の高いものをたっぷり食べているので、栄養過剰で体を壊していることが意外と多いものです。アルコールの分解だけではなく、そうした過剰栄養の毒を分解排泄してくれるのが肝臓です。食物の中に残る農薬や添加物、空気中に舞う科学物質や汚染物質を知らず知らずに摂っていることも多く、こうした毒の分解排泄も肝臓の仕事です。薬やサプリメントの常用も、肝臓への負担は大です。野菜の栄養価が落ちているからサプリメントで補うという考え方には賛成できません。摂りすぎれば栄養も毒になり、捨てようとする働きが起こるので、より不足してしまいます。これが、飽食の時代に栄養が足りなくなる仕組みです。

【肝臓のてあて――肝心行気】肝臓は、お腹の右上、肋骨のかかるあたりにあります。トントンと手のひらで軽くたたいてみると、少し痛みがあったり、変な感じがすることがあります。それは肝臓の異常感が浮き出たサイン。よくなでて、ゆっくり手をあてて休みます。片手を肝臓、片手を心臓にあててポカンとして楽に息をします。肝臓と心臓に気を巡らせるので「肝心行気」と言います。解毒排泄の働きが高まり、体の中がきれいになり、心身ともにすっきりします。

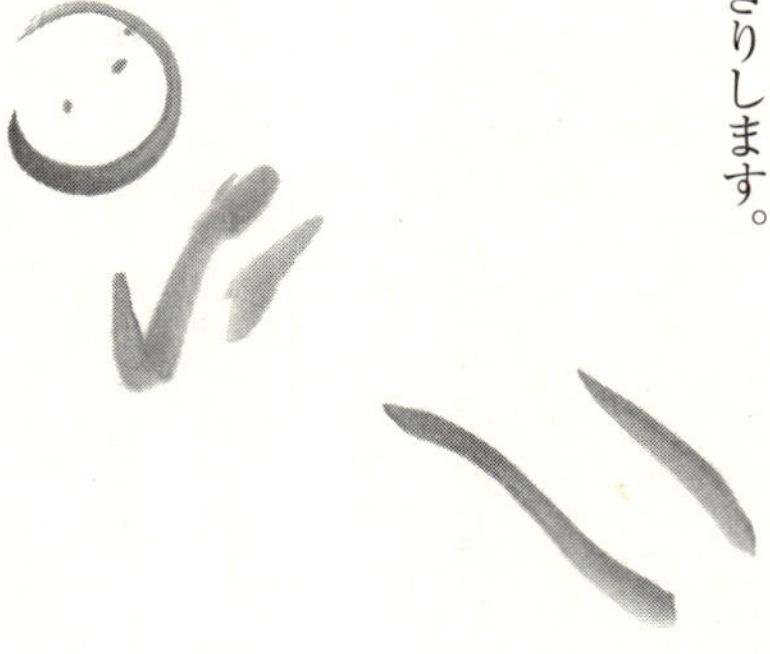

【肝温脾冷】昔から「肝温脾冷《かんおんひれい》」と言って、肝臓を温めると、いろんな慢性病が治ることが知られています。肝臓は、手術などで五分の一の大きさに切り取られても元の大きさに復元するほどの再生力がある、生命力の盛んな臓器です。一番盛んなところだから、温めるだけでどんどん活性化し、大きな浄化作用が働いて、全身が元気になるのです。

伝統的に、ゆでたコンニャクをタオルに包んで、肝臓にあてて温める方法がよく使われてきました。温かさが長く保ちます。蒸しタオルで温めるとさらに効果的。肝臓も「よし！」とよろこんで働き出します。（よく聞かれますが、温法に使ったコンニャクは、体内の不要な物質を吸収しているので食べることはできません）。

脾臓は古くなった赤血球を壊して、血液の新陳代謝を高める臓器ですが、同時に細菌などを除去するフィルター機能や免疫系の働きを持つリンパ性の組織で、多田政一博士が現代と伝統の両医学を統合してまとめた綜統《そうとう》医学では、脾臓を冷やしてひきしめると免疫系の働きが高まると言われています。

「脾冷」とは、脾臓をキュッと引きしめる刺激のことです。脾臓は左脇腹の少し上、肋骨に密接してあります。伝統的には、冷えたコンニャクを脾臓の位置にあてますが、冷やし過ぎると働きは鈍りますから、冷たい缶ジュースなどを数回ピタッと脾臓の位置にくっつけて、クーッと引きしまる感じがあればよいでしょう。

脾臓から肝臓へは、門脈という搬送用の血管が通じているので、脾臓をキュッと引きしめると、ちょうど脾臓から肝臓へと血液がスムーズに送り出される形になります。昔の人たちはそうした肝臓脾臓の連係を、経験的にうまく使ってきたのですね。

腎臓

肝臓の次は腎臓。肝腎要《かんじんかなめ》の大事なところです。腎臓は血液の浄水処理場と言われ、心臓から送り出された血液の約四分の一は腎臓に送り込まれてろ過されます。腰部に左右一対こぶし大の大きさであり、腰のしなやかさと深く関連しています。足腰が疲れたら、腎臓を休めましょう。

【足湯と足腰のマッサージ】足元が冷えるとおしっこに行きたくなりますね。足や腰の冷えや疲れが腎臓に響いたり、腎臓が疲れてくると足腰の衰えが顕著になり、耳が遠くなったり、生殖器の機能が鈍ることもよく知られています。

腎臓を元気にするには、足を温めるのが効果的です。足湯をすると骨盤や生殖器の機能も高まって一挙両得です（二〇二ページ）。また、腰の後ろ側や足裏を手のひらでゆっくりなでることで、足腰の疲れが抜け、腎臓が元気になります。第一章で紹介した「しっかり耳をこする」のも良い方法です。

心臓と肺

【昇降呼吸と胸のてあて】心臓がドキドキ高鳴っている時には、肺もよく働いています。全身をよく使ったら、心臓と肺を休めましょう。

鼓動が高鳴っていたり、呼吸が慌ただしかったりする時には、手のひらで胸をなでおろすようにして、フーッと息を下ろします。第一章で紹介している「ほっと胸をなでおろす」動作です。

手のひらを下向きにして、軽く腕を持ち上げ、ゆっくり静かに下ろしていくのも、とてもおちつきます。腕が浮かぶ時に軽く息を吸い、腕が沈む時にゆっくり吐きます。かなり激しく動いていた時でも三回ほどこの動作をするだけでたいていは普通の呼吸に戻ります。また、血圧の高い人もスーッと下がります。

そして、目を閉じて、胸に手をあてます。第一章で紹介している「自分を抱きしめる」動作です。手をあててホッとする場所に手をあててください。横になってくつろいで手をあててもいいでしょう。とても安らいで、深くゆるんだ感じになります。ゆっくりなでおろして、手を離します。

【一息四脈を確かめる】心臓と肺も連携機能がはっきりしています。心肺蘇生法は、人工呼吸と心臓マッサージがセットになっていますね。心臓と肺の連係プレーで、細胞の一つ一つが活動するために必要な新鮮な酸素を全身にくまなく巡らせ、不要になった二酸化炭素を集めて吐き出しているのです。この酸素の供給と二酸化炭素の排出がなければ、細胞は活動することができません。細胞が使うことができるエネルギー、ATP（アデノシン三リン酸）は酸素が供給されることで効率的に生産されます。つまり、呼吸の能力が細胞の活動力だと言えるのです。

身体機能が正常な範囲では、肺と心臓はいつもバランスを保って働いています。整体では「一息四脈《いっそくしみゃく》」と言っていますが、一回吸って吐く間に、心臓はドクン、ドクン、ドクン、ドクンとほぼ四回脈を打ちます。

一分間呼吸と脈を測って、ほぼ一対四であれば正常ですが、頭を強く打ったりして生命に危機がある時には呼吸と脈とがバラバラになります。呼吸と脈とを測ってみれば、安心して見ていられるのか、緊急事態かの判断材料になります。そして脈や呼吸を測ること自体が「静かな集中」になり、体の回復力を引き出します。

呼吸対脈の回数がほぼ決まっているという前提はとても重要です。一呼吸分の酸素が、ほぼ心臓一個分の血液に溶け込んで全身に巡るわけですから、息の深さによって体全体のエネルギー代謝量が違ってきます。自然に深い息ができるようになると、いつもエネルギーにゆとりがあって、とっさの時に発揮できる体力や持久力が培われ、精神的なリラックスも深まり、おちついた安らかな心持ちが長く続きます。

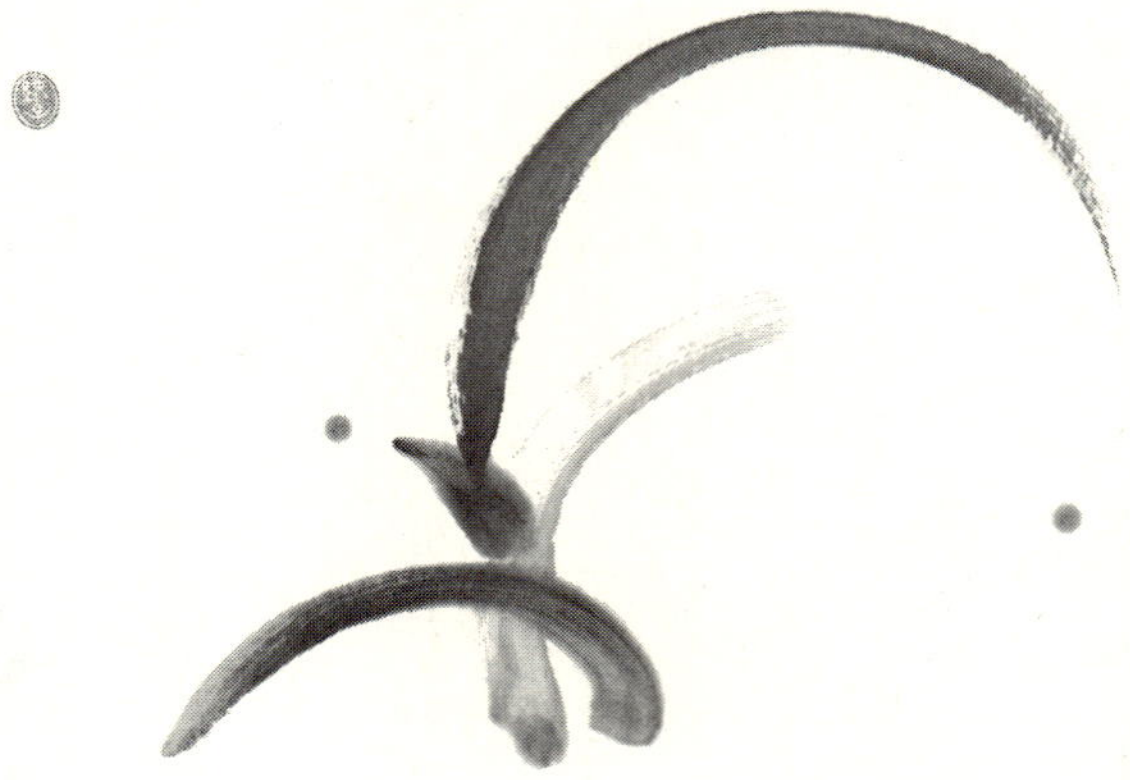

心を休める

大きな心の動きがあったその後には、心を休めてください。「動く・休む」のリズムが波うちだすと、体のみならず心の能力もだんだんに高まり、繊細でしなやかな、ほんとうの意味での強い心が養われていきます。

心は、どうすれば心地よく休まるのでしょうか。ひとくくりに「心」と呼びますが、よく味わっていくと、およそ五つのタイプの心の動きがあります。「こうなったらどうしよう」という頭の働きから生じる不安は「神経的な心」、胸が締め付けられるような苦しみは「呼吸器的な心」。お腹が固くなるようないやな感情は「消化器的な心」、思わず「なにくそ！」と腰をねじって身構えるような反発心や競争心は「泌尿器的な心」。「もう許せない」という執念のようなものは骨盤に凝集し、「生殖器的な心」と言うことができます。それぞれ働き方も休め方も違いますので、ひとつずつ見ていきましょう。

不安なら頭をほぐす――神経的な心

「不安」や「心配」というのは、頭が余分に働き過ぎているのです。首の緊張を抜いて、頭を休めます。

おすすめは大あくび。ポカーンとあごをゆるめ、口を大きく開きます（九二ページ）。そして目の温湿布や「てあて」（九八ページ）。さらに、ゆっくりていねいに首をまわします。アキレス腱を温めることも良いゆるめ方です（一九八ページ）。

そうして神経系統を整えることで、未来を見通す明るい空想が増え、理性的で的確な判断ができるようになります。

苦しみには胸を楽にする――呼吸器的な心

「切ない」「苦しい」「悲しい」「言うに言えない」「もう我慢の限界」という感じは、息をこらえている時の感覚と同じです。ですから、呼吸器をゆるめ、息をしやすくすればよいのです。

鎖骨のくぼみのところに「てあて」をして、蒸しタオルで温めます（一九七ページ）。鎖骨は呼吸器の働きを高めるポイントです。咳をしたり、ワーッと泣いたり、大声で叫んだりするのも呼吸器をゆるめようとする働きですから、無理におさえずに、自然に任せます。

呼吸器が整うと、息が楽になり、胸が広がって腰が伸び、自然と心明るく前向きな気持ちになります。そして、耐えたり我慢したりする中に、ある種の快さを感じるようになります。大人になってもわがままで我慢できないのは、呼吸器がまだ未熟だということ。呼吸器が丈夫になると性格も好転します。

イヤな気持ちにはお腹をやわらかく――消化器的な心

「キライ」「イヤ」といった感情の動きは、消化器系に直接影響します。いやなことが重なったら、腕やお腹をなでたり、膝湯をして（二〇五ページ）、お腹を元気にしましょう。胃や腸の疲れが取れて楽になると、いやだったこともあまり気にならなくなって心の許容量が増します。そして好きなこと楽しいことが身のまわりに増えてゆくのです。

カチンと来たら腰を元気に――泌尿器的な心

「なにくそ」「こんちくしょう」「負けてたまるか!」というように、大声を張り上げたくなるような反発心、反抗心は、腎臓の系統。おしっこをこらえている時の感じです。

足裏や腎臓のあたりをしっかりなでたり、腎臓や脇腹を蒸しタオルで温めるとそんなむしゃくしゃした気持ちもおだやかになります(二〇〇ページ)。

泌尿器が元気になると腰がしっかりします。そして「よし! 俺にまかせておけ」という調子で気前が良くなり、少々の困難にはめげず、何事にも粘り強く取り組めるようになります。すぐに怒鳴って怒ったり、余分に声を張り上げたりするのは、その人の中の弱い面をかばおうとしていることの現れです。腰が強くなれば余分な気張りはスーッとなくなります。

許せないなら骨盤をゆるめる――生殖器的な心

「憎い」「許せない」「生理的にイヤ!」という野性的で激しい感情は、骨盤由来のものでで、生殖器の働きと関係しています。性のエネルギーは個人を超えて、種族全体がいのちのリレーをしてゆく、とても大きなエネルギーです。意識からのコントロールはとても難しいので、「どうしても許せない」という心に縛られてしまった時には骨盤そのものの動きをスムーズにしていくとよいでしょう。

一番のおすすめは、笑うことです。笑いの種を見つけたら、お腹がよじれるぐらい徹底的に笑ってください。初めは大泣きでもよいのです。内から生じる大きな感情は心のバランス調整作用なので、こらえずに素直に表現した方がすっきりします。大笑いして骨盤がゆるむと、自然に笑えるようになります。笑うことと泣くことは紙一重です。子どもの泣き笑いを見ていると、笑っているのかと思うと泣いていたり、泣いていると思うと笑っていたり。どちらもエネルギーの大きな発散、解放ですから、とことん泣いたり笑ったりした後は、何かをふっと手放した感じでさっぱりします。同じ働きがあるのなら、「笑う」ことで心の大掃除をするといいですね。

自分はもちろん、周りの人も楽しくなりますから。

笑うことを習慣にしていると、笑いの種が身のまわりに集まってきます。それは、心が笑いの種を探す方向に向いている、という簡単な原理なのですが、気づかないうちに悲しみや不安、憎しみや怒りの種を探すのが習慣になっていることが多いのです。習慣は、自分で変えることができます。

とっておきの秘策がまだあります。尾骨の焼塩温法です。これは自分でコントロールできない精神的なトラブルや妄想によく効きます（二〇七ページ）。

生殖器系統が整うと、親が子に自然に愛情を注ぐように、利害を超えて大切な誰か、大切な何かのために力を発揮することに、大きな至福感を覚えます。他人を思いやる心、誰かのために骨身を惜しまずに働きたいという心は、どちらも生まれながらに備わっている人間の本性です。

淡々と、おちつく気功を

五つのうちの、どの心が働いているのかは、慣れてくるとパッとわかるようになって適切にこわばりや緊張をゆるめていくことができます。でも、ひどく落ち込んでいたり、何も考えたくない時もありますね。そんな時には、ただ淡々と体の気持ちよさに集中していくとよいでしょう。

第一章で紹介した「心がおちつくやさしい気功」をやってみましょう。体が気持ちよくほぐれていくと、心も自然とほどけていくものです。静かな音楽に合わせて順を追って動いているうちに、頭がポカンとして、胸のつかえが抜け、お腹がやわらかくなって、腰が楽になり、下腹部や骨盤に心地よい充足感が生じます。だから、どの心かわからなくても、五つの心が全て変わっていきます。

体から心へ、心から体へ

大きな心の傷だからと、順調な回復をあきらめる必要はありません。時が経てば忘れるだろうと何もしないのも、心の痛みや苦しみを長引かせる結果になりがちです。体が痛めばそのケアをするように、心が疲れてぼろぼろになってしまったら、深い悲しみや絶望、絶え間ない恐れや葛藤から、できるだけ早く心を解き放ち、自由にしてあげることが大切です。けれども心はそこにあって、とても痛んでいるのに、直接触れてほどくことができません。そこで体から心をほどいていきます。

どんな心の苦痛でも、その苦痛を感じているのは、自分の体の中のどこかです。だから体の緊張や苦しさを直接ゆるめると、心は急に楽になります。心にゆとりができるので、同じことを思い出しても痛みが減って受け容れやすくなり、また体を楽にして違和感を抜いていくことで、心はもっと軽くなっていく。こうして、心が痛む度に、体を楽にすることをくりかえしていると、ただ痛みが消えるだけではなく、心が強くしなやかになっていきます。

そうして心のしなやかさが養われると、体がとても生き生きとしてきます。私たちの体の働きは、心が支配している面がとても大きい。だから心が変わると辛かった症状が劇的に変化していくことがあります。

「心がおちつくやさしい気功」を続けている方々の感想の中には、重い症状をずっと抱えていたのが一週間ほどで楽になった例が数多くあります。

「悩みだった体の冷えも、今ではすごく軽くなりました」

「ぶり返す首のひどい痛みから完全に解放されました」

「デスクワークが続いたり精神的緊張が強まると、よく首や背中にアトピー性皮膚炎が出ていましたが、この気功をしていたらとてもきれいになりとても驚きました」

「肌質、髪質など目に見えるところの調子が明らかに良くなりました。疲れたりストレスがたまった時にはよく耳鳴りがして聴力が落ちていましたが、それも明らかに改善されました。一番驚いたのは頑固な肩こりがいつのまにか消えていたことです。いくらマッサージしてもすぐにカチカチにこって、頭痛まで引き起こしていた頑固な肩こりがなくなったことで、生きるということがこんなに楽なのかと大げさではなく感じることができました。子どもの頃の体、いわゆる人間が本来持っている自然な体に戻ったような感覚です」

心身両面のさまざまな悩みや苦しみ、それも目の前の大きな壁のように立ちはだかっていた症状が、自分の力だけで、それもとても簡単なことのくりかえしで楽になっていくのですから、当初は私自身もその効果の大きさに驚きました。ところが嬉しい感想が途切れることはありませんでした。とてもナチュラルで新しい心のセルフケアの流れが、ここから始まっていくのかもしれません。ほんとうに素晴らしいことだと思います。

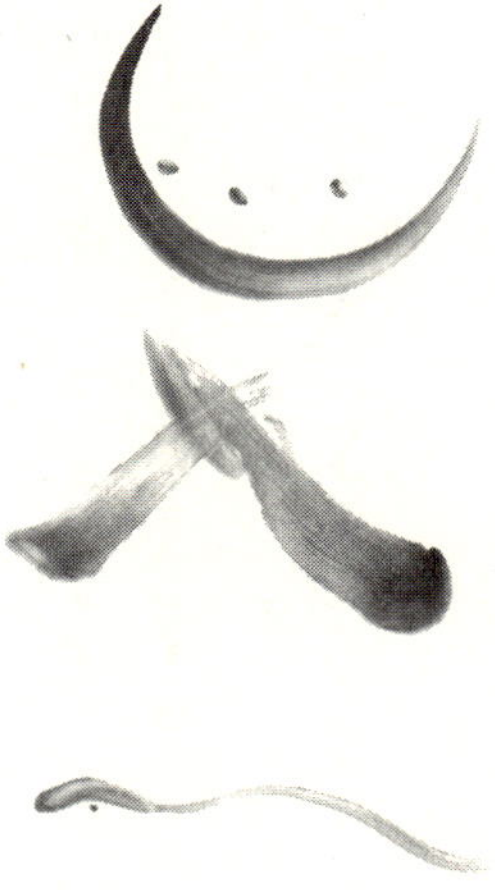

動いてから食べる

食事は美味しく食べたい。それならば、「動いてから食べる」。このリズムは欠かせません。

朝飯前と言えば、楽々こなせる仕事という意味ですが、昔は朝ご飯の前にみんなひと働きしていたのです。バリ島の芸術村ウブドに泊まっていた時、鳥の声で目が覚めると、ほの明るいうちから村人がレンガを運んだり畑仕事をしているのです。昼間はとても暑いので、体を使うのは朝が一番良いのですね。ひと仕事終えたら朝ご飯、これはとても合理的です。中国では、朝早く公園に出て散歩したり、太極拳や気功をしたり、大きな声を出したりしていますが、こちらもなかなか素晴らしい習慣です。

遠足のお弁当が美味しいように、ひと働きして食べた方がご飯が美味しいのはみんな経験的に知っています。動いた後には栄養が必要だから、ご飯を欲するのです。体の欲するとおりに食べたものは栄養になるし、すこぶる美味しく感じます。

食べたくない時は無理に食べない

食事について大事なことは、「食べたくない時は食べなくてもよい」ということです。「胃袋を使ったら胃袋を休める」こともちろん大切ですが、食べたくないのに無理して食べると、体に大きな負担がかかります。朝食を抜くだけで体の調子が良くなることがあります。栄養の過剰が体のエネルギーの過剰をもたらし、エネルギーの過剰が多くの病気をつくっている事実はもっと知られてよいことです。

人類の長い歴史のスパンから見れば、常にお腹を減らしている時代の方が圧倒的に長かったのですから、食べるということに関しては不足の害より過剰の害の方が深刻です。薬も過ぎれば毒になるように、栄養価の高いものを摂り過ぎると体の負担になります。特に肝臓が疲れて、そのために視力が落ちたり、肩こりになったりしている人がたくさんいます。目の疲れと肩こりとが共にある人は、食生活のリズムを見直してみるとよいでしょう。

食べたくない時に無理に食べない。胃袋の休憩も必要です。

粗食を楽しむ。肝臓の休憩も必要です。

気功は、「楽しんで体をよく動かす」ためにも、とてもおすすめです。何の準備もいらず、ちょっとした時間にすぐできて、無理せず楽々、気持ちよい汗をかきます。「楽しんで体をよく動かす」↓「お風呂に入ってさっぱりする」↓「美味しくご飯を食べる」↓「一休みする」。これが体が喜ぶゴールデンコースです。食前のお風呂は、運動するのと同様にお腹が空きますから、美味しくご飯を食べるためにとても良い習慣です。食べることが好きな人は、ちょっと早起きをして、サッとお風呂に入ったり、気功をして、それから朝食にしてみてください。いつもの朝ご飯がグッと美味しくなるのはもちろんです。

冷えたら温める

昔は、秋から冬にかけて「冷え」がありましたが、今はクーラーが普及しているので「夏の冷え」にも注意が必要です。

冷えには大きく二つの問題があります。一つは足が縮んで固くなること、もう一つは汗を冷やすことの害です。汗を冷やすことについては後で説明しましょう。

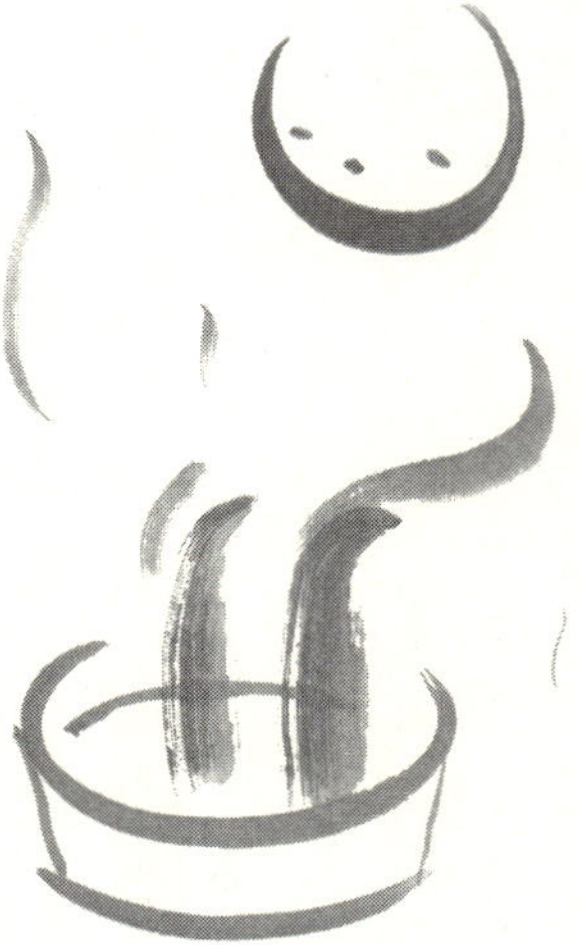

冷えと腎臓

冷えるとおしっこに行きたくなるのは、足部が縮んだことの影響が腎臓にまで及んだと考えます。おしっこを我慢している体の感じを思い出してください。足の指までがキューッと縮みますね。喩えて言うと、足先の狭い靴を履き続けて指と指の間が狭まっちゃったような窮屈な感じです。

冷えてすぐに「足湯」をすると、足部がゆるんで広がり、冷えが抜けます（二〇二ページ）。

足湯は骨盤の過剰緊張もゆるめてしまうので、生理的な冷えも足湯の習慣を続けているとなくなってしまいます。特に「生理の一日目と二日目の足湯」は骨盤の働きを良くします。生理の時に痛むのは、骨盤がスムーズに開かないためですが、足湯をすると骨盤の動きがスムーズになり、生理のリズムも正常になって、痛むこともなくなります。生殖器の異常と関連している慢性的な冷え症も、足を温める習慣だけでなくなってしまうのはそのためです。

冷えにくい体質に

足を温めることは、冷えた時に特に大切ですが、足に限らず、どの場所でも「冷えたら温める」と、体がとても喜びます。温めれば、単純にエネルギーレベルが上がります。体の働きは、冷やせば鈍り、温めれば活性化するのです。冷えを必要以上に警戒する必要はありません。冷えの影響をそのままに放置しておくと、体が鈍ってしまうことが問題なのです。

「冷えたら温める」ことをくりかえしていると、冷えには敏感だけれど、すぐ冷えを解消する良い癖がつき、結果として冷えにくい体質ができます。最も大切なことは、私たちの体の中からの働きが起こり、その働きが高まることです。「冷えたら温める」ことを習慣にすることで、冷えにも強くなり、温めることも必要なくなっていくのです。

汗をかいたら汗を拭く

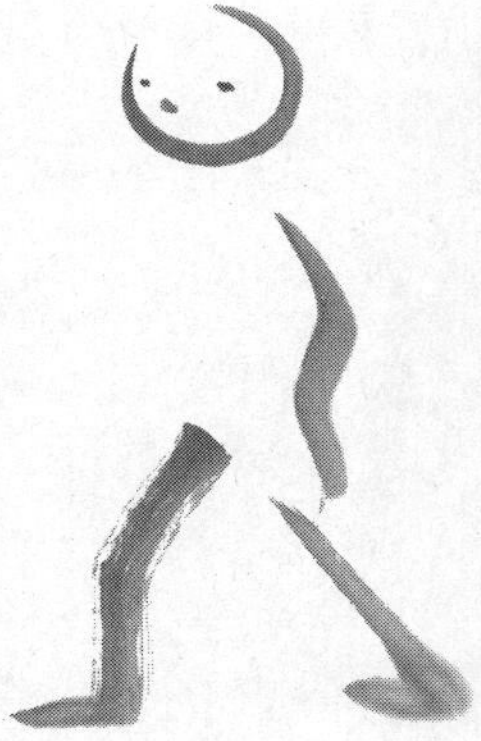

夏の健康法

「気持ちよい汗をかく」ことは、夏の健康法の第一です。

暑くなると代謝が盛んになりますから、排泄の働きは特に重要になります。夏は、汗からどんどんいらないものを捨てることができるので、「気持ちよい汗」をかいていれば快調です。

【大股で歩く】すーっと肩を引いてやわらかに胸を開き、大股で颯爽と歩くようにすると、汗が出やすくなります。

【のびのびと楽に動く】そして、のびのびとよく体を動かすようにしてください。大きな「ふりこの動き」はおすすめです。グンと上に伸びた腕がストンと落ちてくるようにして、ブランコをこぐ要領で楽々と腕をふります。

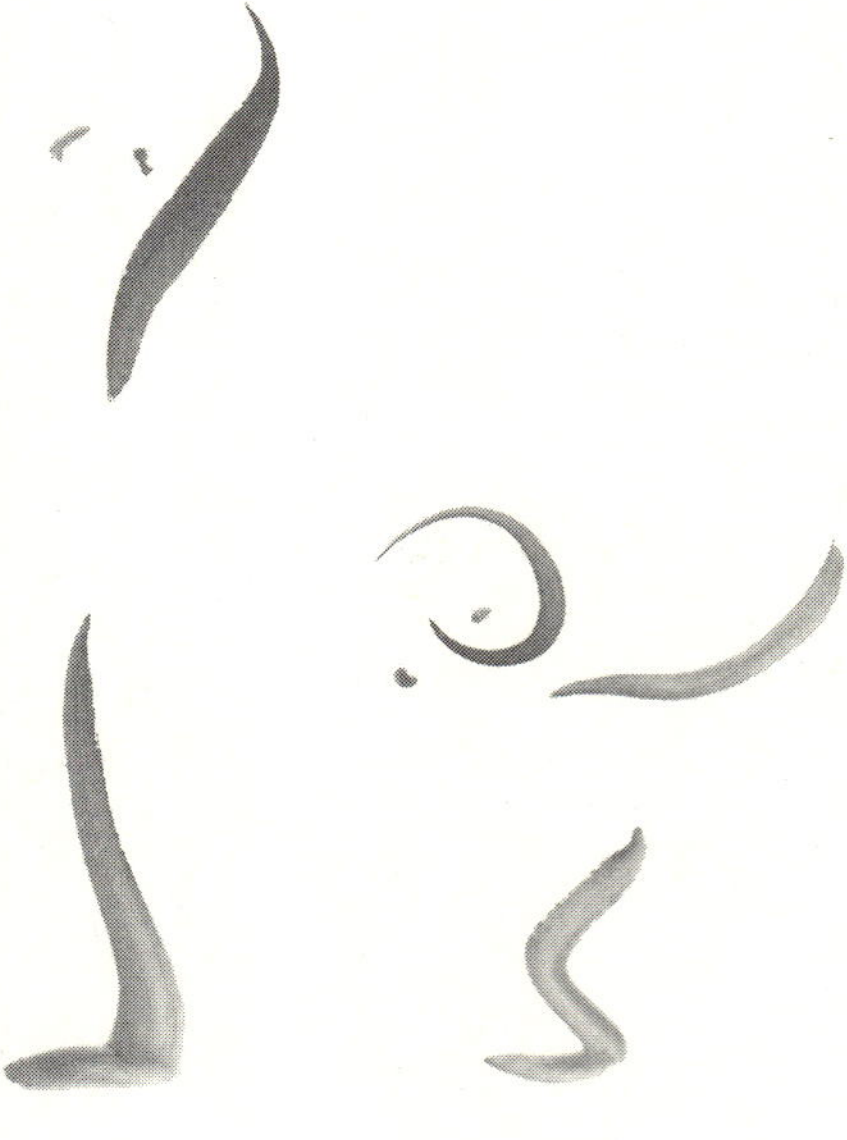

体調によって汗の出方や匂いが違うのは、その時々に汗という形でいろんな物質を排泄しているからです。汗からしか排泄できないものは意外とたくさんあり、残留農薬や公害物質などの薬害も、きちんと汗がかける人はその影響が少なく、心理的な緊張や痛みも、気持ちよく汗をかいていると、楽になることが多いのです。

体がこわばると、その部分になかなか汗をかかなくなります。そして、ゆるむと汗が出ます。

【大笑いする】徹底的に笑うと全身に快く汗をかきます。笑うことで全身が活性化し、心も体も全てが一遍にゆるむからです。

体がゆるんだ時には必ず排泄現象を伴います。疲れた部分がゆるんで汗をかく、ほっとして汗をかく。それらは、「疲れが抜けましたよ」「心が安まりましたよ」という合図のようなもの。排泄のないゆるみというのは、ほんとうは、まだゆるみきっていないのです。ゆるみの汗は大切です。

ところが、せっかく汗をかいても、その汗を冷たい風にあてて冷やすと体を壊します。「汗をかいたら汗を拭く」こともまた、大切なのです。暑い季節になってきたら、タオルや手ぬぐいを持ち歩くと良いでしょう。

【クーラーに注意】電車に乗るなど、冷房の強い所に入る前には必ず汗を拭き、首にもスカーフなどを巻きます。健康面から言えば、禁煙が一般化したように、すべての場所で弱冷が標準になるべきなのです。省エネルギーの観点からも温度設定はマイルドに、「健康のために効き過ぎに注意」する必要があります。

【汗の内攻】冷やした汗の影響で体を壊すことを「汗の内攻」と言います。夏にだるい、頭が痛い、食欲がないなど、何らかの不快な症状がある時には、まず「汗を冷やしたのではないか」と考えてみます。汗を冷やすことは体に大きな影響がありますが、冷やして引っ込んでしまった汗も、温めると改めて出てきます。

【後頭部の温め】特に影響が大きいのは首にかいた汗を冷やした時です。急に気分が悪くなったり、めまいがしてフラフラしたり、突然お腹が痛くなったり下痢をするのは首の汗を冷やしている疑いが強いのです。

首の汗を冷やした時は後頭部を温めます。後頭部の延髄には発汗の中枢がありますから、そこに小さくたたんだ蒸しタオルをあてます。タオルを絞り直しながら一五～四〇分ほど温め、汗がサラッとした感じになったら乾いたタオルでよく汗を拭きとってください。髪がぬれた部分はドライヤーで乾かします。

後頭部には発汗だけでなく、呼吸や脈、睡眠、体温調節など生命維持に重要な中枢が集まっているので、後頭部を温めたり「てあて」することは、基本的な生命力をアップさせるためにもとても大切なポイントです。

【子どもには「てあて」を】三歳以下の乳幼児と高齢の方には、後頭部を温める刺激は強過ぎるので、「てあて」をしてあげてください。赤ちゃんの時から後頭部に「てあて」してきた子どもは、目がキラキラ輝いていて、基本的な体力、生命力が目に見えて違います。お腹の中にいる時から「てあて」はできますから、妊娠していることに気づいたら、お母さん自身が、あるいはお父さんになる方がお腹に手をあててあげてください。

生まれる前から赤ちゃんに「てあて」していると、きちんと話せば、話がよく通るし、病気も楽々乗り越える体力があるので育てるのがとっても楽です。産前産後の約二年間の成長のスピードは驚くべきもの。この時期の「てあて」は生命力と人間性を育む一番の急所と心得、日々、ただ、ポカンとして手をあててください。

赤ちゃんは後頭部とお腹の二か所を「てあて」します。その他は、ほとんど必要ありません。誰にでも簡単にできることです。小児麻痺など先天的な障害でも、生まれてから親がせっせと後頭部に「てあて」をしていると、数年のうちに正常になってしまうことも珍しくありません。また、赤ちゃんや子どもに「てあて」していると、「てあて」している大人も元気になってしまいます。

「てあて」は、いわゆる病気治しではなくて、生命力そのものを高めてゆくために人間に備わった本能的な方法です。「てあて」の本質は無意識のコミュニケーション。言葉を超えて、体から体へ伝わっていくものがあるのです。

乾いたら水を飲む

冬の健康法

冬の健康法の第一は「美味しく水を飲む」ことです。

冬は空気が乾燥します。そこに暖房が加わると体はもっと乾いてきます。温風暖房は特に乾燥が激しいですから、エアコンやファンヒーターより、自然循環で部屋全体を暖める暖房をおすすめします。

冬によくある、関節が痛む、目が疲れる、肩がこる、咳が出る、頻尿やおしっこのつかえ、冷え性、胃が痛むなどの症状の原因の多くが、実は、水分の不足です。ただ体が乾いて水が足りないために、そうした症状になる場合が多いのです。空気が乾く季節になったら、上手に水分補給をして、体に潤いを与えてあげましょう。難しいことは何もありません。「美味しく水を飲む」だけです。

秋の入り口あたりの涼しい風が吹き出した季節には、鍋物や汁物が美味しいですね。そして、空気がキーンと冷たくなって暖房が入り始めると、お水がとても美味しく感じます。そうしたら、お水を味わうように少しずつ飲みます。一遍にたくさん飲むとせっかく飲んだ水がみんなおしっこになって出ていってしまいますから、「少しずつ味わうように飲む」のが水分補給のコツです。

【肌と体に潤いを】体をよく使った後やお風呂上がりは、水を飲むタイミングです。冬にこまめに水分補給をしていると、お肌のみずみずしさや体のしなやかさが断然違ってきて、指先や踵が割れたり、ささくれることもなくなります。「美味しく水を飲む」のは、空気が乾いている季節だけにできる美容健康法なのです。いつも傍らに美味しい水を用意しておくだけで、内側から肌が輝いてきて元気になってしまいますから、「冬に水を飲む」ことは新しい健康常識になっていくでしょう。

【風邪は潤いのチャンス】風邪の時も水を飲むチャンスです。風邪をひいた時に水を飲むと、どの季節でも体にしみ込んでゆき、みずみずしさ、しなやかさを取り戻すことができます。

【水を美味しく】どれが美味しい水かは、自分で楽しんで探してください。私は簡単なカートリッジ式の浄水器を蛇口につけて、その水道水を飲んでいます。汲み置きの水に炭を入れるだけでもマイルドになります。

【夏の飲み過ぎに注意】夏の冷たいものの飲み過ぎは、腎臓に負担をかけますから注意してください。体が整っている方は、夏でも熱いお茶などを美味しく感じるものです。

病む

「ウゴイテヤスム」という基本のリズムは、高潮・低潮の波として、病気の回復や体調の変化、気分の浮き沈みとも関係しています。

病気は「動く」リズム

「動く・休む」という波の中では、病気は「動いている時」です。

病気になると、いろんなところが痛んだり、腫れたり熱が出たりします。それらの症状は、全て体が「なんとかしよう」と頑張って働いているしるし。症状を受け容れて、体の働きを応援していきましょう。

痛みや腫れは、その場所を温めて「てあて」します。咳が出る時は、胸に「てあて」し、鎖骨を温めると呼吸が楽になります。熱が出てきた時は、発熱中枢のある後頭部を温めるとサッと熱が上がり、必要な熱が出ると今度はスッと下がります。

熱が下がったら休む

上がりきれば、必ず熱は下がります。「熱が下がった時が、体が休む時」です。

大きく熱が出た分、熱が下がると一時的に平温より低くなります。その平温以下の体温の時にゆっくり休むことが、風邪を通じて体を丈夫にするために一番大切なポイントです。熱が出ている間は、暖かくして冷やさないことが大切です。風の当たるところにいてはいけませんが、少々しんどくても動いていてかまいませんし、動くことが発熱の助けになり体の働きを活発にします。ところが、平温以下の時期に無理をすると、体のリズムを乱して、病気をこじらせたり、体力が落ちてしまったりしやすいのです。仕事や家事は、もうしばらく休んでゆっくりしましょう。

熱が下がったら休む。症状がおちついたら休む。そのことを心得ておけば、風邪は体のバランス回復剤に、さまざまな症状は病気のほんとうの原因を解決するための特効薬になるのです。もちろん生命に関わる緊急時など、症状を抑える必要があることもありますが、症状を抑えることは、多く体の働きも抑えてしまうことはよく頭に入れておきたいものです。

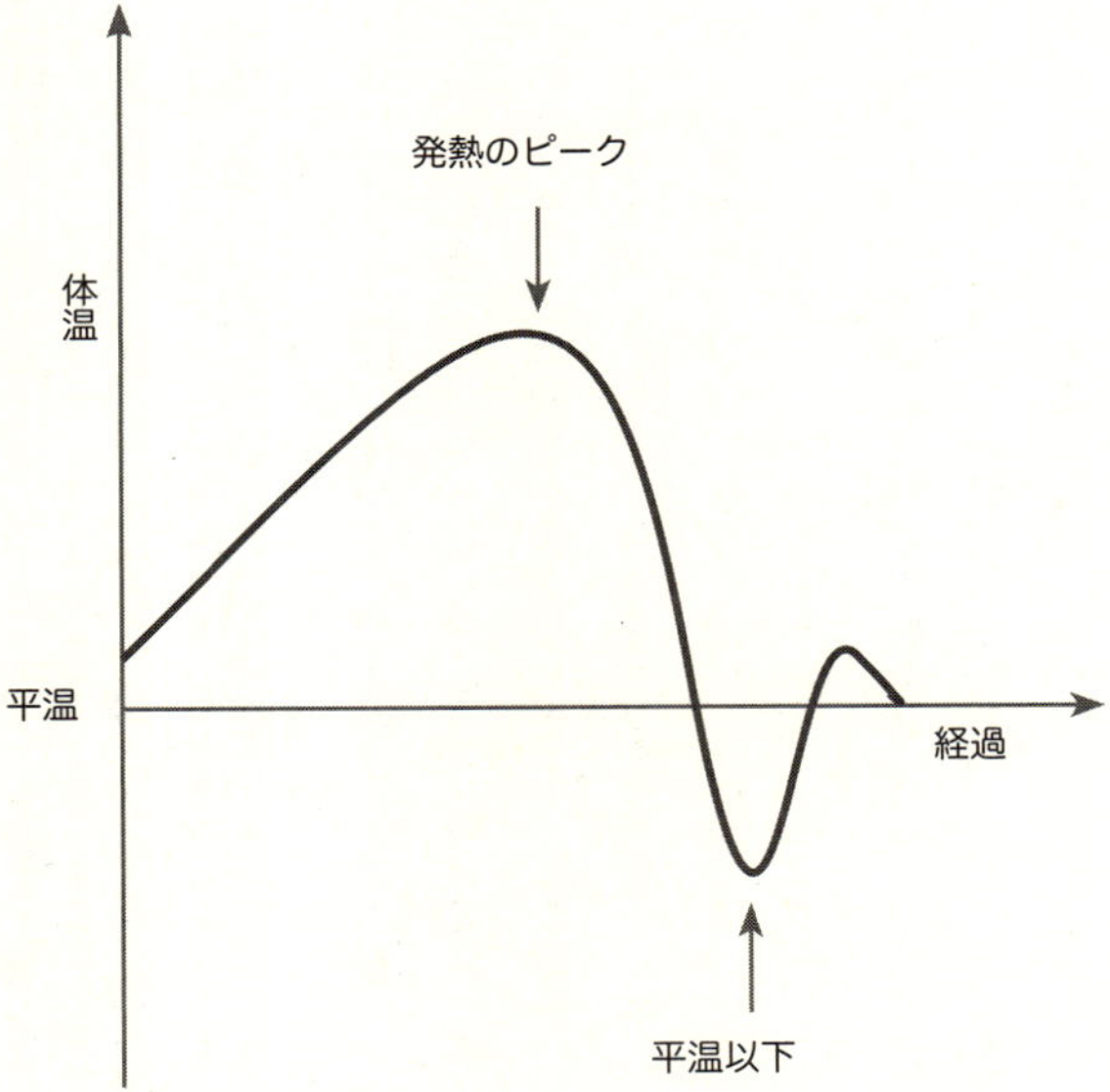
発熱のピーク
体温
平温
経過
平温以下

高熱が下がらない時には鼻を温める

四〇度を超えるような高熱が続く時は、鼻を蒸しタオルで温めるとスーッと下がりますから、高熱を怖がる必要はありません。

体質改善の好機

症状がはっきり出ている時こそ、体の働きを高める好機です。内からの力が湧いてきて、隠れていた体の異状が浮かび上がってきているタイミングだからです。「どこが働いているのかな」と働いている部分を探し、その働きを「てあて」や温めることで応援し、症状が鎮まったそのタイミングに、ゆっくり休みましょう。

病気の自然な経過をよく観察して、変化の波を妨げず、体の働きを助けていくことが大切です。

しなやかに動く

自然のリズムになじむ

「人が自然に生きる」ことは、ただ好きなように暮らすこととは違います。自らの体の中に息づく動静、緩急のリズムを感じ、その波のような自然の働きにそって思考し、行動し、休息をとり、食事をし、会話を楽しみ、人とふれあい、時にエネルギッシュに、時に静かにおちついて、全てを全力で楽しむことです。

「動く・休む」。その自然なリズムになじんでゆくと、心も体も生活も、全てがスムーズに動き出します。腕の力が抜けていて、足腰にしっかり力がある。頭がポカンとしていて、集中力が働いている。関節は潤滑で、体のどこを動かしても全身が一つになって動いている。余分なこだわりやこわばりがなく、自由に発想がふくらみ、自在に動くことができる。心には、変化とゆとりがあり、笑顔がたえない。そうして自然と一つになって動いているなら、「動いて休む」というリズムを意識する必要もないでしょう。

波のような気功

気功は「体の自然のリズムを取り戻す、やさしい方法の全て」です。楽しんで気功を続けていると、生き生きとしたいのちの働きが目覚め、ほんとうの幸せに向かう大きな流れができます。

気功協会では、自然でシンプルな、気持ちよい気功を紹介していますが、中でも私のお気に入りは、劉漢文先生が遺した、波うつ気功「禅密気功」です。しなやかに背骨をゆらし、心身を自在にゆるめ、微笑みを絶やさずに、ゆっくりとぎれなく、やわらかくしなやかに動き続けてゆきます。自然を取り戻すというよりも、初めから自然のただ中に飛び込んでいくような気持ちよさと深い味わいがあります。

「心がおちつくやさしい気功」の中の「しなやかに体をゆらす」動きは、この禅密気功の一番基本の動きを、さらにやさしくしたものです。それまでの動きで十分に心がほどけているのでストーンと体がゆるみ、気持ちよいゆれの中に自然と入っていきます。

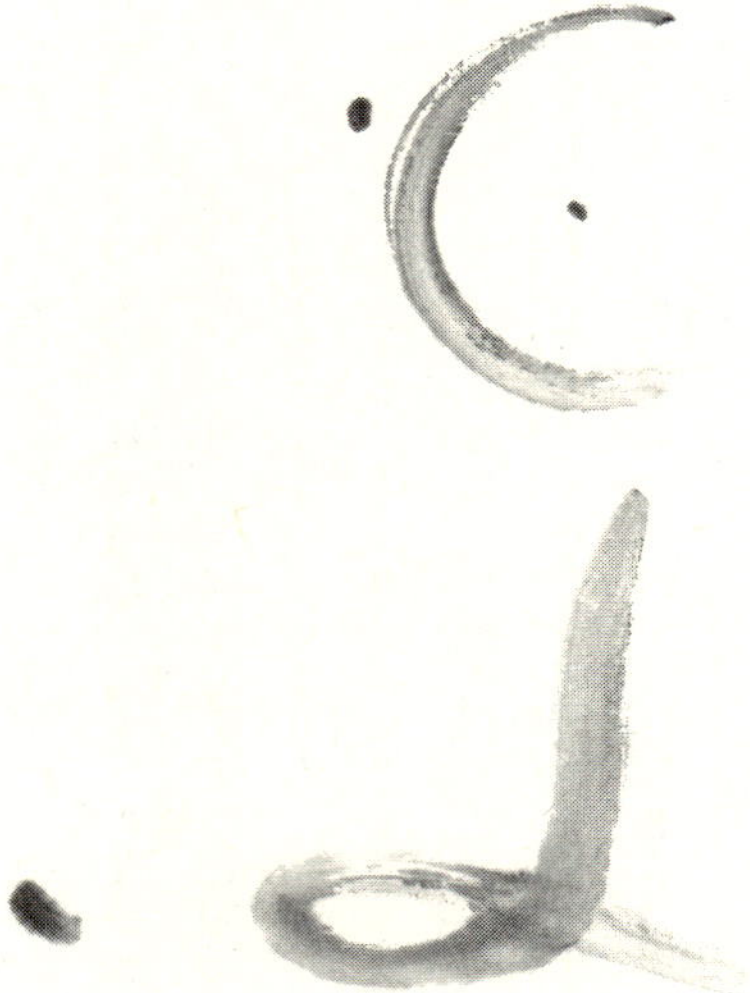

第三章

楽になる技術

どんな症状でも自分でできることがある

症状が楽になる。その一番のコツは場所を絞っていくことです。痛んでいるところや中心になって働いている場所がわかれば、その場所の働きを高めていくことで、症状を乗り越えていくことができます。

例えば、お腹が痛む時に、その場所に手をあてて温めていると、痛みがやわらいで急に楽になります。また全身がだるく感じる時には、どこがいちばん疲れているのかをよく感じるようにして、それがもし腕の疲れであれば腕を温めて腕が楽になると急に元気になります。あるいは腰が痛む時には、ただ漫然と腰が痛いというふうに感じやすいものですが、それが右側か左か、上の方か下か、真ん中あたりかと、痛む場所を絞り込んでいくと、ポイントがはっきりした時点でかなり楽になってしまいます。

原理は簡単です。今一番働いている中心がはっきりすれば、そこに気が集まり、全ての力が集中するからです。「ここ！」とわかれば、体の総力を挙げての救援活動がスタートするのです。そして部分が的確にゆるむと、全身が楽になります。

大変な時こそ、ていねいにどこが痛むのか、どこが辛いのか、異常感があるのかと探ってみてください。その上で、そこに手をあてたり温めると、一気にその場所のゆるみが深まり、速やかな回復作用がおこります。


第三章で紹介するのは、「部分の働きを高める技術」とその心得です。具体的な方法の説明に入る前に、症状別に何をしたらよいのかを整理しておきましょう。

自分でできることを知っておくと、とっさの時にもおちついて適切な対処ができます。そして心配や不安が減ることで回復力が高まり、治りが早くなります。

病名のみにとらわれず、難病などという言葉に惑わされず、「今はなんとかなっているから」と、小さな症状や体の辛さ、だるさなども見逃さず、その都度こまめに適切なケアをしていきましょう。

症状別にできること

頭の症状

首より上に異常感がある場合には、まずは首を楽にします。頭痛やめまい、目の疲れ、鼻や耳の症状も、首がゆるむと、その場ですっと変わります。「よしよしと頭をなでる」「ゆっくり首をまわす」、この二つをやってみましょう。

頭部に感じる異常だけでなく、神経的な疲れから胃を痛めたり腰が抜けてしまったりと、体のいろんなところに頭の影響が隠れています。目やアキレス腱など神経系統の急処をゆるめると、そうした心因性の体の違和感も同時に消えていきます。目の温湿布とてあて、アキレス腱の温めとてあてはどちらも頭がとてもゆるみます。頭脳労働で疲れた時には、肘を温めると頭の回転がスムーズになります。「あくび」も頭を楽にしてくれますし、尾骨の焼塩温法（二〇七ページ）をすると頭の中がまっ白になって、どうしようもない不安やイライラでさえもすーっと楽になります。

あれに下痢でも便秘でも腹痛でも、たいていのものは膝湯で楽になります。湯たんぽなどでお腹を直接温めるのも大変気持ちのよいものです。「やわらかに顔を洗う」「しなやかに体をゆらす」、お腹のマッサージとてあて、腕をなでることなど、思わず笑顔になるような動きは、全てお腹を楽にしてくれます。そして、泣くのも笑うのもお腹の運動。感情を自然に表現するのもとても大切です。

胸の症状

咳や喘息、息苦しさなど、胸部に感じる異常感は、鎖骨のくぼみを温めてください。「心がおちつくやさしい気功」の「ほっと胸をなでおろす」「ゆっくり息を吐く」「自分を抱きしめる」に加えて「胸を開く」「肩まわし」などの動きは、呼吸を楽にしてくれます。

心臓の症状でしたら、左肘を温めてから胸のてあてをするとよいでしょう。

腰の症状

腰部の痛みや症状には、腰痛やぎっくり腰、頻尿や腎臓の病気などにも、脇腹と内股の温めと「てあて」がとても有効です。腰をなでたり「しなやかに体をゆらす」動き、ゆっくり後ろに振り返るような動きを気持ちよく。左右後頭部のてあて「眠の法」も休憩時の習慣にしてください。

骨盤の症状

性や骨盤に関わる症状には、まず足湯（二〇二ページ）。生理痛や冷えだけでなく、不妊や不育と思っていたものも自然に改善してしまったりしますので、特に月経の初日と二日目に足湯をするとよいでしょう。性は本能的なものなので、つらい治療をくりかえすより、心地よさを高める方が症状が楽に変わります。後頭部は骨盤と直接響き合っているので「眠の法（七六ページ）」もおすすめです。お乳に関係することは、母乳の出や乳腺炎だけでなく、乳がんでも腋の下の後ろ側をつまんでゆるめるととても楽になります。

「しなやかに体をゆらす」など、やわらかで内から自然に動いてくるような動きは全て骨盤の働きを高めます。足と骨盤は密接に連携して動いているので「足腰をゆっくりなでる」と骨盤が元気になります。お散歩も骨盤を整えて腰を軽くしてくれます。荷物を持たずにマイペースで気持ちよく歩きます。妊娠中に一番おすすめしている運動がお散歩です。母子ともに健康でお産も軽くなります。

頭が働き過ぎると骨盤の動きが鈍り、頭が楽になると骨盤に勢いが出てくるので、目や頭を休めることと合わせると大きな相乗効果があります。

打撲

軽い打撲かなと思うものでも、必ず打った場所に「てあて」をしておきましょう。打撲の影響で、後になって病気や不調が現れることも多いので、痛みがすっかりなくなるまでくりかえし行ってください。大きな打撲の時は、一息四脈（一三二ページ）の確認もして、一週間が過ぎるまでは、静かな心で体をみつめます。頭を強く打った時は入浴も控えてください。

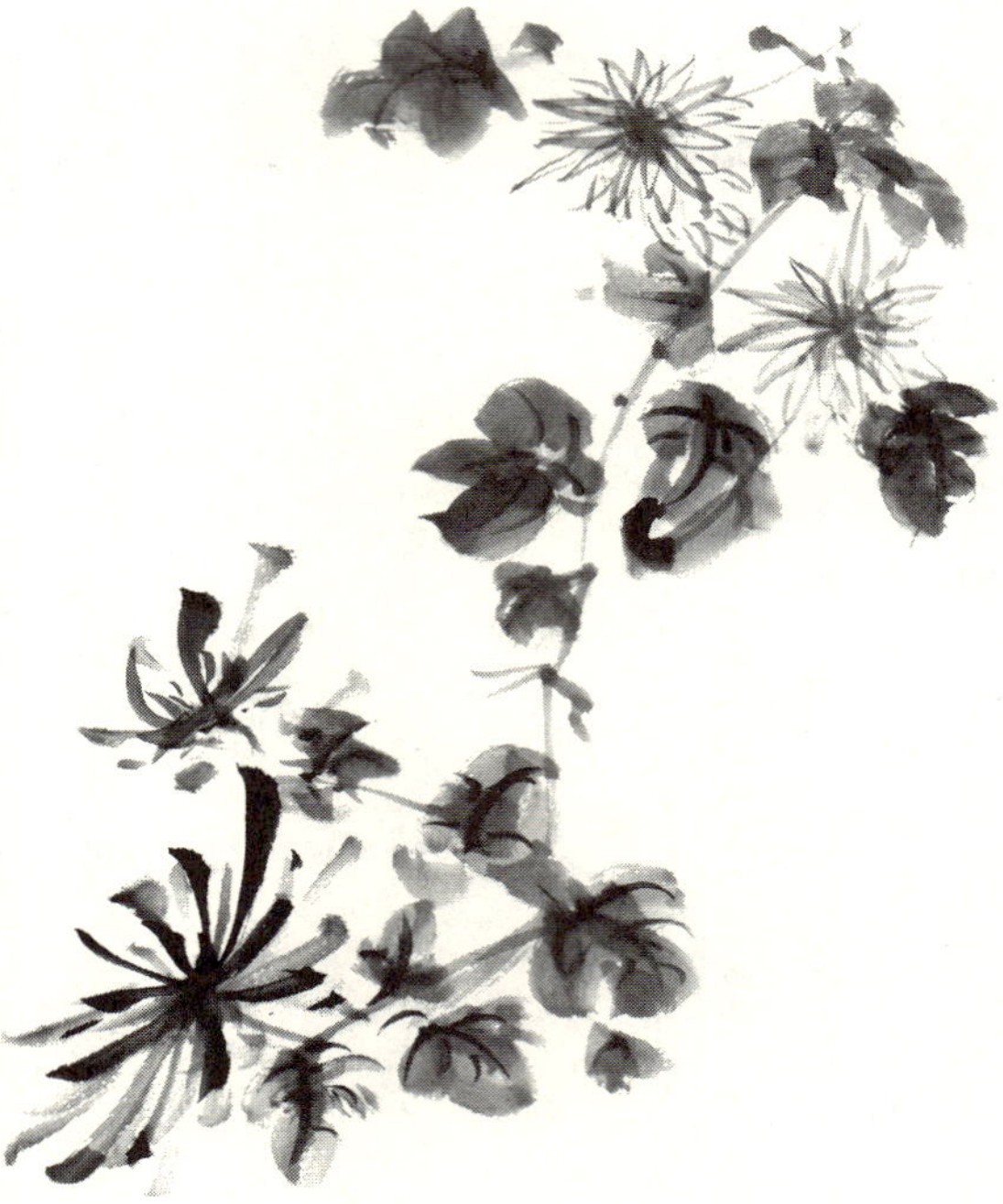

古い打撲のあとが痛む時にも「てあて」をしましょう。痛みが表面に現れている時には、隠れていた打撲の影響を抜いていくことができます

心理的なもの

心の痛みは、体の痛みや不快感を必ず伴っています。ですから、心が痛む度に体を楽にすることをくりかえしてください。「心がおちつくやさしい気功」をしていると、体のあちこちに隠れていた辛さが楽になり、心もほっとおちつきます。心の辛さは、隠れていた体の痛みが引くごとに軽くなり、心の明るさが取り戻ることが毎日の習慣になると、少々のことでは折れない、強くしなやかな心が養われていきます。

それでも自分でできることがある

体も動かせない。温める道具や余裕もない。手を使うことすらできない。そんなどうにもできないように思う時であっても、自分のために自分でできることがあります。

息をする

楽な範囲でゆっくり息を吐きます。姿勢もできるだけ楽にしてください。息を吐く度に心身のリラックスが深まり、ゆるむと体の自然の働きが高まって回復がスムーズになります。いつ、どんな時にも使える基本処方です。

部分を感じる

痛んだり苦しかったりする「そのところ」で息をします。「そのところ」が楽になる姿勢を探してください。息を吐く度に、そこがゆるんで楽になっていきます。

「行気」とも言います。少しの時間そこに集中して呼吸しているイメージを持つだけで、体中どこでも元気にしていくことができます。

気を集める

痛んだり苦しい「そのところ」を感じて、無心で静かに集中します。雲一つない青空のような心で、ただそこに意識を集めます。ポカンとした感じが深まると、部分の呼吸を感じているよりも、さらに集中密度が高まります。澄み切った純粋な集中が、レンズを通して一点に集まった光のように、体の最良の働きをくっきりと引き出してくれます。

心を動かす

体に、「ありがとう」という気持ちを伝えます。心の中でつぶやくように、くりかえしくりかえし、自分への感謝のメッセージを送ってください。ただ思うだけでは体に気持ちは伝わりません。つぶやくようにして言葉にすることで、感謝の心が体へ直接響きます。真心が伝われば、嬉しくなってもっと親身になって活発に動いてくれることは人も自分の体も同じです。そして症状自体はよりよく生きようとする体の働きなので、症状そのものにも「ありがとう」の心を伝えることで、敵だと思っていたものが味方へ転じ、劇的な回復へと体を導くことがあります。

どれもやさしくてすぐに実践できることですが、簡単だからこそ自分ででき、主体的に治そうとするから内にある治癒力が盛んに働きはじめます。

椅子に座ってちょっと休憩する時、布団に入ってから眠りにつくまで、通勤途中の電車の中で、実際にやってみると効果の大きさに驚くでしょう。そして、日常で使っているからこそ、とっさの時に「知っていてほんとうによかった」と思うことがあるかもしれません。

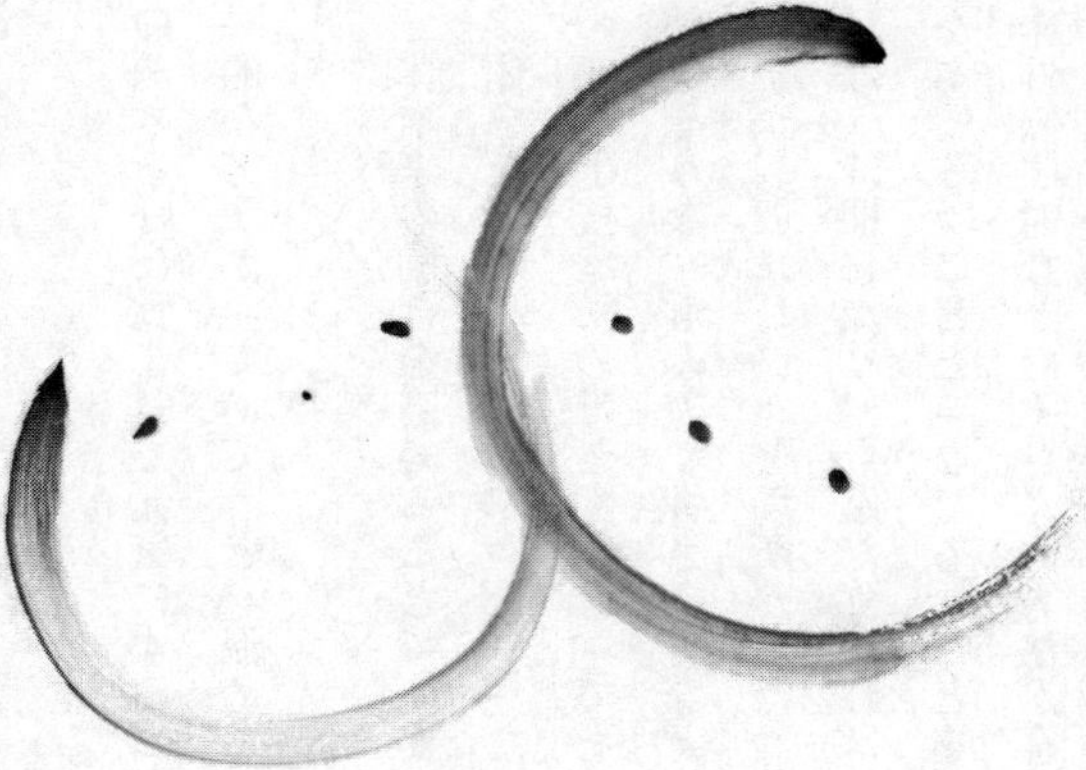

「てあて」と温めること

心身をゆるめ、自然の働きを呼び覚まして元気にする。

そのための簡単で効果的な方法が「てあて」と「温めること」です。

てあては、手を使って体本来の働きを高めることですから、文字通りに「体に手をあてる」ことの他に、体をなでたり、ゆさぶったり、たたいたり、もんだりすることもその仲間で、いわゆる手技療術のほとんどは「てあて」です。

そう言うと、もっと効きそうな、もみ方や押さえ方などのテクニックを教えて欲しいという方が出てきますが、仮にピタッと場所があたっていても効き過ぎれば体を壊しますし、あてずっぽうに押したり、もんだりすれば体を痛めます。そこで、最も安全で確実な「手をあてる」ことと「なでる」ことを紹介します。

温める方法も電熱や赤外線照射などたくさんの方法が存在しますが、体に心地よい熱で、適度な温度変化のあるものという条件で、蒸しタオル、部分の温浴、焼塩を使った温め方の三つの効果的な方法に絞ります。ほんの少しの手間と工夫で疲れがサッと抜け、しっかりゆるむとグッと本格的に体が働き出す。そうして、ただ楽になるだけではなく、心身の能力が着々と伸びていきます。

まず、「どこに『てあて』しようか」「どこを温めようか」と、「探そうとする心」が大切です。

何一つ習わなくても、私たちはお腹が痛ければ自然にお腹をかかえているし、歯が痛ければあごを押さえています。そうした、元々備わっている勘を働かせることで、必要なことを自然にやってしまうようになります。だから、「どんな時にどんな場所」ということを覚えるよりも、「ここかな」という勘が働く方が役に立つことが多いのです。そうして勘を働かせながら「てあて」や「温め」をしていくと、同じことをしていても効果がはっきりしてきますし、「てあて」や「温め」の習慣がまた勘を養うよい練習になります。

てあて

てあてのコツ

勘を働かせることが「てあて」のポイント。その邪魔をしているのは、余分な思考の働きです。頭が忙し過ぎると勘が働かなくなってしまいます。ですから「てあて」はポカンとして行なうのがコツです。ポカンとして自然に手が引かれるような感じのところへ手をあてていると、体の中からどんどん働きが起こり、心の中はスーッと澄み渡ってゆきます。よどみなく川が流れ始めれば、水は自ずと澄んでゆくように、体の自然の働きが高まるところには、心の透明感が増してゆくものです。「ここが悪いんじゃないか」なんて考えながらやっていると、不安をそこに集めることになりますし、「良くなりますように」と思いを込めるのも、「今は良くない」と強調することになります。「な〜んにも考えない空っぽの心」が良いのです。「てあて」は治療法というよりは、むしろ坐禅や瞑想のようなもの。リラックスを深め、心のしなやかな強さを培うためにも、とてもよいものです。

てあての順序

基本の手順を説明します。

1　腕をゆるめて、手のひらに気を集めます。
2　ポカンとして、自然に手が引かれるところにふんわり手をあてます。
3　手を離したくなったら、自然に手を離します。

気を集める

まず自分に「てあて」してみましょう。

手のひらをやわらかになでて温め、手を合わせて、すっと手のひらに集中します。

この無心な集中が「気を集める」こと。集まれ集まれなんていう暗示じゃなくて、ポカンとしているとスーッと心が一つにまとまる。そんな、とてもナチュラルな集中感が、てあての時にはあります。てあてはシンプルで万能。どなたにもできる自然な療法とも、心身の働きを高める能力開発法とも言えるでしょう。

三つのてあて――目・胸・下腹部

では体を上から下へ、順に「てあて」してゆきましょう。まず「目のてあて」。手のひらをふんわりと目にあて、ポカンとします。目がゆるんだら「胸のてあて」。両手を胸にあてて、楽に息をします。そのまま体をなで下ろすようにして、「下腹部のてあて」。上半身の力を抜いて下腹部に自然に息が入るようにしてください。温かい感じ、お腹の中が動いている感じを感じ取ってください。

それぞれ三分ぐらいとすると、三か所で一〇分弱です。順に、頭をゆるめ、呼吸を楽にし、お腹の充実度を高めていますから、だんだんに瞑想が深まってゆくような感じで体が軽くなり、心が澄んでゆきます。

なでること

こうして「てあて」する場所をゆっくり順々に、少しずつ変えてゆくと、それが「体をなでる」ことになります。「なでる」ことは、途切れのない流れのように続いている「てあて」。じっと手をあてているより動きたい感じがあれば、体をなでてゆくとよいのです。

動物たちは、顔や体をなでたり、なめたり、のびやあくびをしたり、ゆさぶったり、とてもこまめに体の自己調整をしています。それは誰かから教えられたものでも学校で習ったものでもなく、ただ本能的にそうしているのです。ありがたいことに人間は手が自由に使え、手を使うことでさまざまな能力が発達してきました。そして、傷を癒したり、病気を治療したりすることを、手当《てあて》すると言うように、昔から「てあて」をしてきたのでしょう。「てあて」をしたり、なでたりすることは、私たちが自分で自分の体を守るための本能的な働きなのです。

お互いにする「てあて」

自分にする「てあて」に慣れたら、お互いにする「てあて」をしてゆきましょう。お互いの気が通いあうことで、より大きな流れが起こり、心もさらに澄み渡ってゆきます。背中を中心に「てあて」し合うとよいでしょう。無意識の運動の中枢は背骨にあります。「背骨にてあてし合う」と、とても深い心身の交流がそこに起こります。言葉を超えた本質的なコミュニケーションが「てあて」の本質。だから家族がお互いに「てあて」をし合うことが普通になると、薬や病院に頼らなくなるだけではなく、みんなニコニコして心が自然に通い合うようになります。ほんとうの幸福は、生活の瞬間瞬間を満ち足りた心で過ごす中にあります。「てあて」は、幸福を招く種なのです。

てあてする

どなたかと「てあて」をします。

お互いに微笑んで、心を交わし、「よろしくお願いします」とあいさつをします。

一人はうつぶせに横になり、一人はその横に座って、お互いに心を澄ませます。

体も呼吸も楽にして、ただポカンとして、座っている人が寝ている人の背中にふんわりと手のひらをあてます。

真綿がのっているように、軽くやわらかくふれて、自然に相手と一つの息になってゆきます。自分が空っぽになればなるほど、相手と一つになり、相手と一つにな

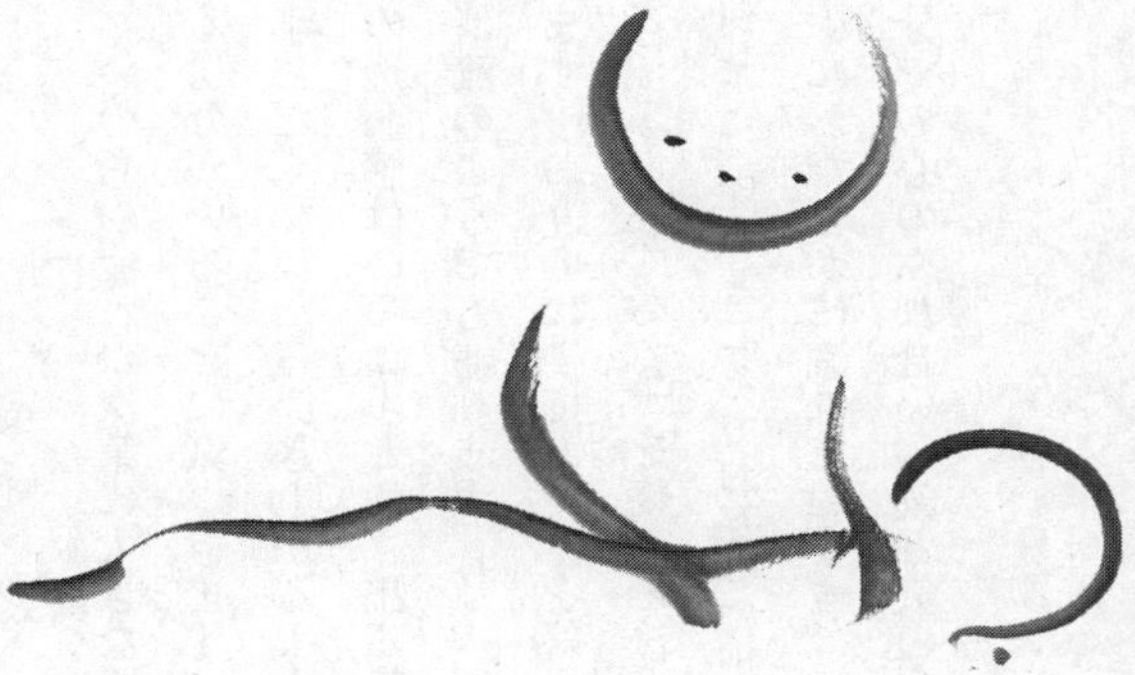

ればなるほど、自分がなくなってゆきます。

好きなところにしばらく手をあてていると、いのちの流れが次第に大きな流れとなり、その流れのただ中に喜びにあふれている自分がいることに気づきます。

しばらくすると手は自然に離れます。手を離したくなったら浮き上がるように手を離し、心を澄ませて座ります。この時の心の透明感はこんこんと湧き出る静かな泉のようでもあり、また、岩間をほとばしる清流のようでもあります。

寝ている方に終わったことを伝え、交代します。お互いに「てあて」を終えたら、もう一度にっこりして、終わりのあいさつをします。「てあて」を終えた後も、心が透明な感じが続いています。「てあて」を通じて、深いところでお互いに理解し、理解してもらったことの余韻が、この空間の中におだやかに流れています。言葉を超えた本質的なコミュニケーション、深い部分での心のふれ合い、気と気の交流が「てあて」の中にあります。

てあての心で

直接に手をふれることができない時や、心理的な距離があって相手にふれることがためらわれる場合は、手をあてる代わりに「てあての心」になってみます。手をふれていなくても、てあてをしているような心持ちで相手と向き合うと、手をあてているのと同じように相手の心身が変化し、無意識下のコミュニケーションが活発になります。

対話する時にも、ポカンとして晴れ晴れとした心を保って、「てあて」している感じそのままに、お話をしたり、聞いたりしてください。相手の話を先入観なしに聞くことができ、ほんとうに伝えたい言葉が内からあふれるように出てきます。「まこと」というのは、こうした無意識の交流の中から引き出されてくる真実の言葉（＝真言《まこと》）という意味です。

あるいは、「てあて」しているようにただ相手の存在を受け容れ、見守ります。「てあて」が習慣になると、生活全体が「いのちの流れ」にそって充実してゆきます。「いのちの本質」は私たちが言葉で表現できる範囲、頭で理解できる範囲をはるかに超えています。「てあての心」で生活していると、魂の振動がそのまま相手に伝わってゆくのです。お互いのいのちがふるえ、魂が響き合う。そうして、言葉以前にある気の交流が起こると、手をあてていなくても同じように、お互いが変化してゆきます。

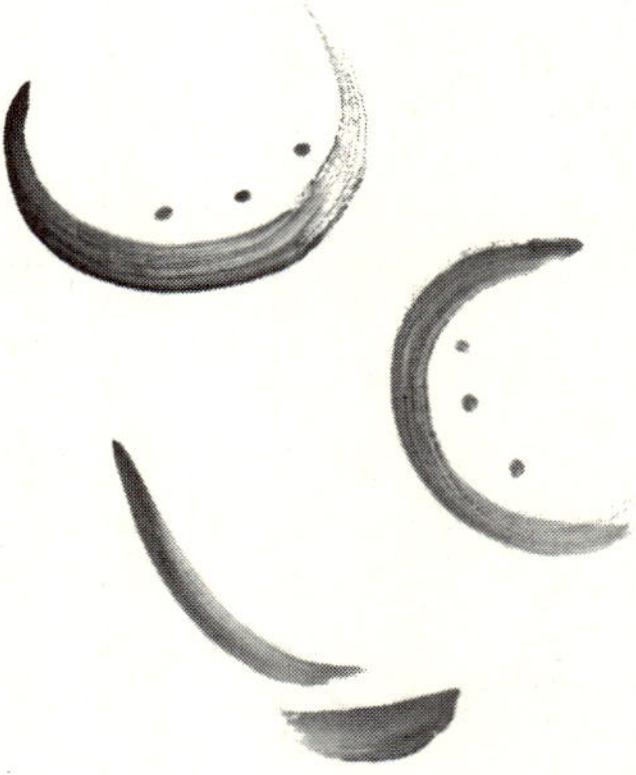

蒸しタオルで温める

蒸しタオルと言えば床屋さんが思い浮かびます。蒸しタオルをあててもらうと、なんとも言えず気持ちいいですね。その大変心地よい温熱を、心身の疲れを抜き、働きを高めるために活用してゆきましょう。

熱いお湯とタオルが一本あれば、「てあて」の感覚で、体のどこでも温めてゆるめることができますから、特別な道具もいらず、安全で安上がり。心身のセルフケアや家族のお互いのケアにも素晴らしい威力を発揮します。

特に慢性的に鈍ってしまった場所は、まず温める方がゆるみやすい場合があります。温めることで物理的なエネルギーレベルが上がり、血行がよくなって、酵素や細胞の働きも活性化します。そうして温めることで全体的な働きが高まってから「てあて」をすると、てあての効果はさらに素晴らしいものになります。

「温める→てあてする」という流れは大変良いものです。ただし温めることには次の様な三つの注意がいります。

1　準備から自分で
2　一本のタオルで
3　時間は一〇分以内に

順に説明しましょう。

温めることの目的は、体の内の力を引き出すことにあります。頼れば頼っただけ自分の力を使わないことになりますから、人に頼らずに自分でしましょう。自分でタオルとお湯を準備し、自分で絞り、自分で温め、そして自分でタオルを絞り直し、自分であと片付けまでするのです。すると、不思議なことに、準備を始めた瞬間からどんどん体が変化し出します。自分の体を自分で元気にしようと動き出すことで、内部の力が次々に引き出されてくるのですから、誰かにしてもらうのではせっかくの効果も半減してしまい、ほんとうにもったいないのです。

「準備から自分でする」。この心が大切です。

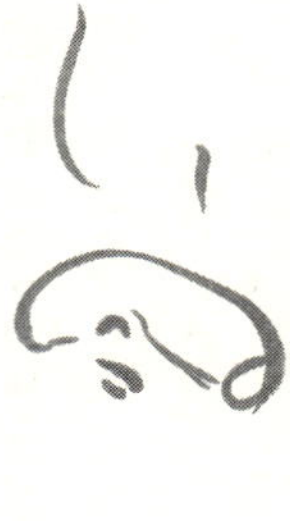

では、なぜ一本のタオルなのでしょうか。それは、「いのちのリズム」にとって、「変化」と「間」が大切だからです。蒸しタオルは、初めは熱いけれどもだんだん温度が下がって二〜三分もするとぬるくなります。このマイルドな温度変化のカーブがとても良いのです。そして、絞り直している間は、刺激のない空白の時間。一度刺激をリセットした形でもう一度蒸しタオルをあてると、温度に対する体の感受性が上がっていますから、少し低めの温度でちょうどよく感じます。逆に同じ温度の刺激を長く続けると体は鈍ります。携帯カイロで低温火傷をするのはそのためです。マッサージでも、グイグイ押さえてばかりだと体が鈍り、もっと押さえないと効く気がしなくなります。名人と呼ばれる人は力の抜き方が巧みなので、一回で、あるいは数回で良くなるのです。温度が冷めてゆくことが、名人が巧みに力を抜くことと同様の働きをします。だから、蒸しタオルの使い方を知っていれば、治療の名手がいつもスタンバイしているようなものなのです。

温めることで、生命本来の自然なリズムを引き出そうとしているのですから、「変化」と「間」が大切です。一本のタオルで、絞り直してはまた温めるというリズムを楽しむようにしましょう。

三つ目のポイントは、温める時間です。本来は一人一人体が違いますし、その時々の疲れ方も違いますから、厳密に何分と決められないものです。しかし、温め過ぎには注意が必要です。そこで時間を区切ります。初めは「六分」と時間を決めて、慣れたら自分のリズムに合わせるようにします。長くても一〇分を超えません。これはお湯で温める場合も同じです。

全身の発熱発汗を誘導する後頭部の温法、頭を芯からゆるめる尾骨の焼塩温法は例外です。それぞれの時間は以下の「後頭部を温める」、「焼塩で温める」の項を参照してください。

三つのポイントをつかんだら次に、温める場所を見てゆきましょう。

目を温める――目の温湿布

目をよく使った後に目を温めると、目がとても楽になります。

目に疲労感を感じたら、目がよく働いてくれたということ。蒸しタオルで温め、さらに「てあて」するとよいでしょう。目の疲れだけでなく神経的な疲労も抜けて、本能的な働きが盛んになります。「ごくろうさま」の心も忘れずに。

鼻を温める

鼻を温めると、呼吸が楽になり、頭の血が下りて、性の働きが盛んになります。鼻炎など、鼻に異常感がある時はもちろん、鼻は呼吸器の一部なので、咳が出ていたり、息苦しい時にも鼻を温めると楽になります。

四〇度を超えるような高熱が出て熱が下がらない時、鼻を温めると、たいてい熱がスーッと下がっておちつきます。鼻を温めることで頭に上がっていた気が骨盤へ下りていくからです。また、頭を打った時に、鼻血が出て楽になることがあります。鼻血が出ることが安全弁のように働くからですが、同様に鼻を温めると鼻血が出て頭がすっきりすることがあります。鼻血が出たらびっくりするのではなく、「頭の掃除が済んで一安心」と、ほっとすることの方が多いものです。

打撲で脳内に出血があったり、また脳溢血のような血行障害でも、脳の血行に何らかの異常がある時は、「踵のてあて」をすると脳内の余分な血が引きます。

耳を温める

耳の周囲を温めると、耳と腰が楽になります。

耳の後ろ側は特に大切です。耳に炎症があったり、耳鳴りがしたりするのも、耳がよく働いているのですから、温めてその働きを応援してあげましょう。

自分のいやなところが気になったり、素直な気持ちになれない時も、耳の周囲を温めると不思議とおちつきます。耳がゆるむことで腰が楽になり、不思議と頑固さもやわらいでいるでしょう。

腎臓や股関節の異常も耳を温めることで変化があります。温めた後に「てあて」をすると、さらに本格的に耳や腰が変わっていきます。

首を温める

「首まわし」の効用が大きいのと同様に、首を温めるとさまざまな効用があります。

精神的な緊張をゆるめるには首の横を温めます。首の横を斜めに走っている胸鎖乳突筋がゆるむと、精神的緊張や不安が抜けます。

首を冷やした場合には首の横と合わせて、首の後ろ側の上の方、後頭部との境あたりも温めます。

鼻、耳、喉の疲れは、首の後ろ側、真ん中あたりをゆるめると楽になります。頸椎の三、四、五番がそれぞれ、鼻、耳、喉と関係しています。

首の下の方は迷走神経と関係しますから、内臓、消化器系統の疲れを抜くには、首の根元のあたりを少し広い範囲で温めてみてください。肩こりも楽になります。

鎖骨を温める

呼吸器の働きを高め、息を深くするには、鎖骨のくぼみのところを温めます。首の前側の付け根の部分です。ここは胸部活点と呼ばれる、呼吸器の働きを高め活かす大切な場所。頭の血行とも関係が深く、脳の血行改善や神経不安を除くことにも使え、応用範囲が広いのです。

頭の血を下ろすなら主に右側を、頭に血を巡らせるには心臓側の左側を温めます。頭の血管がもろくなっているような場合は、頭の血が下りやすいように必ず右側から温めますので、迷ったら「右→左の順序」と覚えておくとよいでしょう。

アキレス腱を温める

神経系統の疲れを抜き頭の働きを高めるには、アキレス腱を温めます。まず体を動かしてゆるめておきましょう。仰向けに横になって、のびをするように踵をグーンと突き出して伸ばし、ぽっと全身をゆるめると、アキレス腱がぽっとゆるみます。そのあとで、さらにアキレス腱を温めたり、「てあて」してください。頭の疲れがスーッと抜けて、頭がスムーズに働きはじめます。呼吸器の急処でもあるので、呼吸も同時に深くなり、一石二鳥です。

足湯の要領で、アキレス腱まで脚をお湯につけて温めてもよいでしょう。骨盤も同時にゆるみます。アキレス腱を切った時も、温めるとつながりやすくなります。「目を温める」ことや「目のてあて」と併用するのも、神経系統を休める良い組み合せです。

頭がいつも忙しい方は、足を投げ出すようにして休憩すると、アキレス腱がゆるんで、とてもよく休まります。

肝臓を温める

肝臓は右の肋骨の下にあります。体の解毒排泄の力を高めるには、肝臓を温めます。特に夏は代謝が盛んになるので、排泄の働きが鈍ると体が重くなります。初夏の時期に肝臓の「てあて」を続けていると、体はどんどん軽くなります。美酒美食の後には「てあて」をして、「ごくろうさま」と一声。薬やサプリメントを飲んだ時も同様です。

肝臓の疲れは、アトピーになって皮膚に現れたり、喘息のように呼吸器に出てきたり、肩こりや目の疲れになったり、いろんな形で現れているので、肝臓の疲れと気づかないことがあります。肝臓は日常的に「てあて」して排泄力を高め、いらないものはどんどん外に出してゆきましょう。

脇腹を温める

腎臓や膀胱など泌尿器系統の働きを高めるには、脇腹を温めます。お腹の側面です。脇腹は体の左右の伸び縮みや、腰を捻る運動と関係が深く、また冷えや腰の疲れ、さらに腎臓の働きと密接につながっています。腰を痛めている時、おしっこが頻繁だったり、つかえていたりする時に、脇腹を温めて「てあて」しましょう。

つまんでみて固い側をじわーっとつまんで、ふわーっとゆるめ、その後でよく温めます。さらに両脇腹に「てあて」をしておくと、腰がとても楽になります。

腰が痛い時には、後頭部も忘れずに「てあて」してください。後頭部は腰の働きと直結しています。

腰が強くなると、妙な強がりや負けん気もなくなり、素直な心に戻っていきます。

後頭部を温める

全身の生命力を高めるには後頭部を長く温めます。後頭部の延髄には呼吸や脈、眠りや体温調節などの生命維持に関係する中枢が集まっています。

熱が出て上がりきらない時に後頭部を温めるとパーッと熱が上がって、上がりきると熱がサーッと下がってきます。体力がないと熱が上がりきらないのです。子どもなどはサッと高い熱が出せますが、高齢で体力が落ちるとなかなか熱が出ません。

汗をかいたままクーラーの風を直に受けたり、寝汗を朝方に冷やしたりすると、あちこちに故障が出てきます。首の汗を冷やすことの影響は特に大きいので、気をつけましょう。首に手拭いなどを巻いておくと汗を吸ってくれます。汗を冷やして体に異常感が生じたら後頭部を温めてください。冷やして引っ込んだ汗がもう一度出てきて、汗がサラッとした感じになります。出た汗はよく拭いておきましょう。

蒸しタオルを小さくたたんで後頭部の真ん中にあて、一五～四〇分温めます。子どもの場合は一〇分ほどの短い時間で結構です。後頭部を温めることは刺激が大きいので、三歳以下の乳幼児と高齢者は「てあて」だけにしてください。

お湯で温める

お風呂が気持ちよいことはみなさんご存じですね。部分浴の心地よさはまた格別。名人の技が疲れた部分をピタッとゆるめて卓効を示すように、全身浴では得られない大きな効用があります。蒸しタオルと同様に、温め過ぎには注意して、準備から自分で行なうようにしてください。

足湯

子宮、卵巣などの生殖器や骨盤の働きを高めるには足を温めます。骨盤の働きが高まることは全身の元気の源ですから、足湯の応用範囲は極めて広く、オールマイティーに使えます。心と体に何らかの異常感がある時には足湯を試してみてください。風邪をひいた時、冷えたなと思う時、喉が痛む時。そして生理の初日と二日目は、特に足を温める良いタイミングです。

たらいや足湯桶に適温のお湯をはって、くるぶしが隠れるぐらいまで、両足をつけて六分。適温は普段の入浴より二度ぐらい高めになります。時々熱い湯を差し湯して、湯温が冷めないようにします。六分温めたら、一度両足を出して、足の赤さを見て、どちらがよく温まっているか比べます。

温まっている方の足はよく乾いたタオルでくるみ、反対の足はさらに差し湯をして湯温を上げた湯にもう二分、余分につけて上がります。

両足共に温まったら、水気を残さないように乾いたタオルでよく拭いて、冷えないように靴下をはきます。温めた後は冷えやすいので注意が必要です。

全身が軽く発汗していますので、終わったら少し水を飲みます。

体がほかほかと軽く、ポカンとして、くつろいだ感じがしばらく続きます。

ポカンとするのが、骨盤の働きをスムーズにするためにとても大切です。考えごとをしながらや、本や雑誌を読みながらでは効果は期待できません。一〇分ほどの時間ですから、足湯に心を集めて、足湯そのものを一〇〇パーセント楽しんでください。症状が現れている時こそ体質改善の好機。何をするか迷ったら、まず足湯をして、体の中に眠っている力を引き出していきましょう。

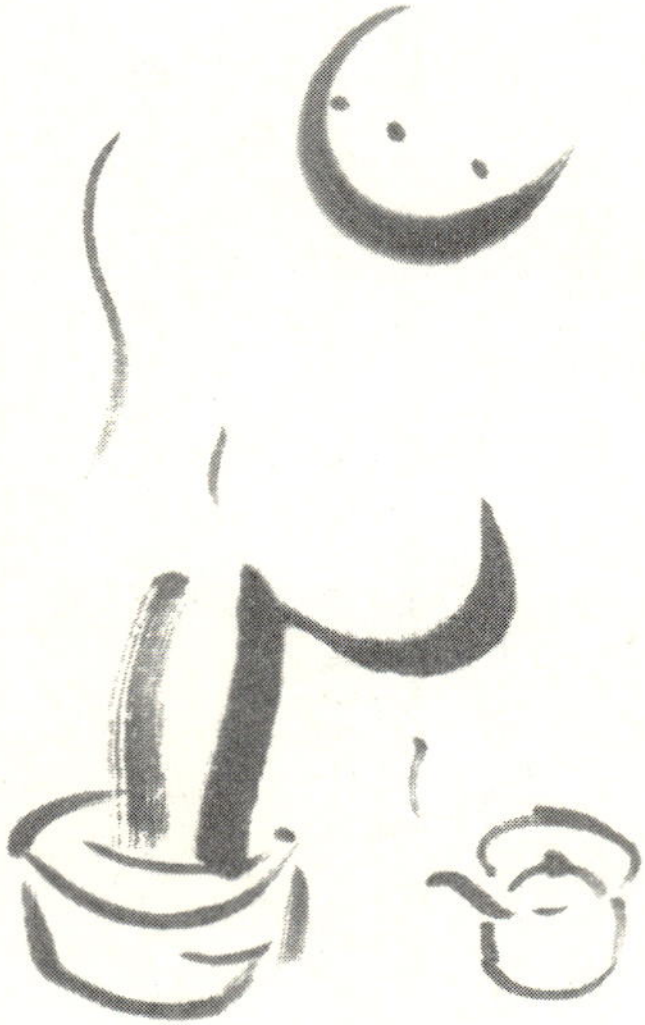

膝湯

胃腸など消化器系統の働きを高めるには、膝まで脚を温めます。足湯と同じ要領で、膝が隠れるぐらいまでお湯につけて温めます。深いバケツを用意するか、浴槽のふちにこしかけて、脚だけつけると楽にできます。下痢、腹痛、食あたり、食欲不振、過食、消化器に関係することなら、まずは膝湯をしてください。感情も同時にゆるみ、心がほっとします。簡易には、お風呂に全身つかってから、足だけつけて追い炊きをする方法もあります。

肘湯

肘を温めると、頭の疲れが抜けます。肘の部分だけ、または肘まで腕を適温のお湯につけて四分ほど温めます。右肘は特に頭の回転を良くするのに重要で、左は心臓の働きにも関係します。肘を温めることは花粉症にも良い効果があります。

女性の方は、肘湯の要領で手首までお湯につけて温めると手軽に子宮のケアができ、イライラが少なくなります。足湯との併用がおすすめです。

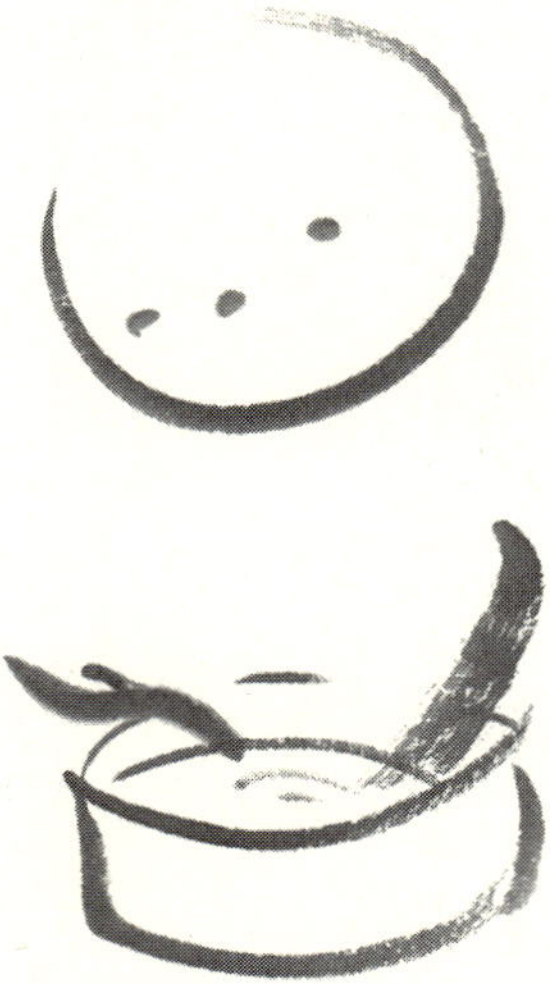

尾骨を焼塩で温める

頭を芯からゆるめるには、尾骨を焼塩で温めます。過度の緊張やイライラ、自分でコントロールできる範囲を超えた激しい感情や、妄想などには特におすすめです。てんかんの発作が治った例もあります。

コップ一杯分の荒塩を、フライパンで軽いきつね色になるまで弱火で乾煎《からい》りします。これも自分ですることが大切で、ゆっくり乾煎りしているうちに心もどんどんゆるんできます。煎った塩は厚手の和紙にくるんで口をひもで縛るか、和紙の封筒に詰めて、こぼれないようにしっかり封をします。熱いので気をつけてください。

横になって、尾骨の上に、厚手の和紙を何枚か敷いた上に焼塩をのせて温めます。冷めてきたら和紙を一枚ずつ減らし、和紙の枚数で気持ちよい温度に調整します。時間は約二〇～三〇分。スーッと寝てしまうような気持ちよさです。紙がこげることがありますから、和紙の下には使い古しのバスタオルなどを敷き、衣服も木綿や麻など熱に強いものにしてください。

お風呂で元気になる

入浴の仕方で、体調を整えることができます。

適温の湯にサッとつかって、サッと出る。これが基本です。全身がふっとゆるみ始めたところでサッと上がると、湯上がりの気持ちよさは格別で、快適な感じがしばらく続きます。温め過ぎると後で冷えますから、温まりきってから上がるのではなく、お風呂上がりに気持ちよいホカホカ感がしばらく続くように、入り方、上がり方を工夫してください。長湯は避けましょう。同じ刺激が長く続くと体が鈍るからです。

風邪の入浴

風邪の時は、熱い湯にサッと入ります。湯上がりはバスタオルがいらないぐらい水切れがよくサラッとしています。これは体を引きしめる入り方で、体が引きしまって体力が動員されると風邪が早く抜けます。

毒抜きの入浴

体の毒抜きをするには、野菜のアク抜きをする要領で、ぬるいお湯から沸かしながら入り、ゆっくり温度を上げてゆき、汗が噴き出してくるぐらいまで入ります。かなり体力を使うので、無理のないようにしてください。上がってからも汗が出ますので、汗がサラッとしてきたら汗を拭います。

便秘の時の入浴

便秘気味で排便をスムーズにしたいなら、ゆっくり温度を上げながら入って、一度湯から出て体を拭いて、熱くなった湯にもう一度サッと入ります。「ゆるむ↓引きしまる」という緩急のリズムが排便を促します。

神経を休める入浴

イライラ、キリキリして神経を鎮めたいなら、ぬるめのお湯に長くつかるとほっとおちつきます。

石けん類はなるべく使わないのがおすすめです。皮膚には自浄作用が備わっているので、石けんやシャンプーを使わないだけで、肌がしっとりすべすべになります。石けんやシャンプーは油をこそげとるためのものですから、外側の汚れはもちろん、本来必要な油分も奪います。必要最低限に使うようにしましょう。香料、界面活性剤、防腐用の添加物などが皮膚から体内に吸収されますので、自然素材のものを使いましょう。

お湯に天然塩を少し入れるとあたりがやわらかくなります。毒出しの効果もあり、あせもや湿疹の腫れがさっと引いたりします。

お風呂は、その日の体調に応じて入り方を工夫するもの。「どんなお風呂にしようかな」と勘を働かせて、毎日新鮮な心持ちで楽しんでください。

第四章

生命の本流へ

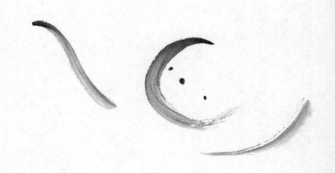

自らの光に気づき、
心身の能力の幅を広げる。
そこに自ずから潜在力が働き、
能力は花開く。

誕生――生まれる時

子育ては、気功そのものです。

気功は、目に見えない自然の働き「潜在力」を活用する技術ですが、出産と育児には、潜在力がとてつもなく大きく働いています。

故人となられましたが、アイヌの産婆で、青木愛子さんというおばあちゃんにお会いしたことがあります。アイヌの言葉では、敬愛の意味を込めておばあちゃんのことをフチと言います。愛子フチは産婆として、幾多の生命をこの世に迎えてきました。フチはお腹に手をあてるだけで、赤ちゃんの性別を一〇〇パーセント言い当

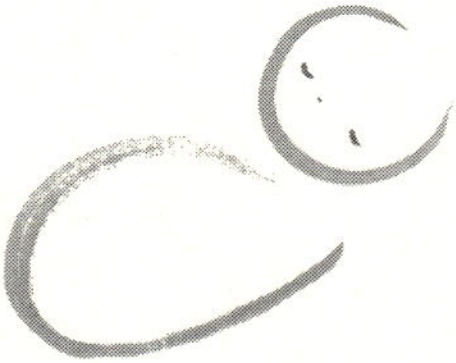

てたと言います。難しい出産もたくさん頼まれていますが、一九歳で初めて赤ちゃんをとりあげてから、終生一度も失敗例がありませんでした。

愛子フチは、産婆としてだけではなく、病に苦しむ人があれば病気や怪我を治療し、悩みを打ち明ける人があれば、直感的に全て見通してしまう力を持っていました。愛子フチのお母さんも、おばあさんも産婆さんで、やはりそうした能力を持って、代々アイヌの助産術、医術、通霊術を伝承してきたのだそうです。つまり、病を治療することも、未来を見通したり、神がかりになったりすることもひとつながりの潜在力の現れであって、全て「いのちの誕生」とつながっているのです。

愛子フチの助産術、医術については『アイヌお産ばあちゃんのウパシクマ』（樹心社）に貴重な聞き書きが残っています。その中で愛子フチは「赤ちゃんは喜びながら生まれてくる」と語っています。生まれてくる赤ちゃんのあごのあたりにふれると、その喜びが伝わってくるのだそうです。

私たちは、みんな喜びながら生まれてきた。このことは、いのちの本質にふれるとても大切なこととして、心にとめておきたいのです。

先天——生まれる前からあるもの

「赤ちゃんが生まれた時の第一声、初めの泣き声には必ず先天のものが含まれています。その初めの泣き声を探しあてれば、自然に笑い出すことができます」。「先天は笑い、後天は泣くのです。同じ人生なら笑いが多い方が楽しく、充実した一生だと言えます。先天に還り、先天の働きを引き出すことで、私たちは日々健康で幸福な生活をおくることができるのです」。劉漢文先生は、「笑う気功」を教えてくれた時にそう仰いました。

「先天」とは、生まれる以前からある働き。その中に潜在力が眠っているのです。大人になるにつれて身につけて来た習慣や運動の癖、思考の枠から自由になり、身も心も子どもに還ってゆくことで、私たちが持っている本来の働きが引き出されていくのです。

子どもは、しなやかで天真爛漫《てんしんらんまん》。やわらかで、あたたかで、素直で愛らしく、生命力にあふれ、瞳がキラキラ輝いています。それは「先天」に近いからです。

その「先天」を引き出すのが「笑い」や楽に動く習慣。笑うことで、子どもに還り、赤ちゃんに還り、そして生まれる以前の、大自然の大きな働きと一つになってゆきます。

「微笑みがとめどなくあふれ、体はあたたかで、やわらかで、気持ちよい感覚が全身に広がっています。心は明るさに包まれ、楽しさ、嬉しさ、ありがたさが、全身にゆき渡っています。細胞の一つ一つも輝きを増し、あらゆる方向へ光が広がってゆきます。自らが輝き、その光が増してゆくことで、大自然の大きな光と一つになり、さらに輝きが増してゆきます」。……先天とは、このような感覚のこと。そして気功の目的は子どもに還り、先天に還り、自然と一つになることです。

「私たちの本性は、笑いに満ち、輝きに満ちたものだ」。劉漢文先生が教えてくれたとてもたくさんのことの中で、おそらく最も大切なのは、このことではないかと思います。

生命本来の輝きに気づく。それが幸福な毎日の礎となっていくでしょう。

花開く――主役は私

私自身が「気」ということに目を開かされたのも、子どもの誕生を通じてでした。赤ちゃんは、一人では生きてゆけません。人間がこの世に生まれてくるためには、全面的なバックアップが必要。新しい生命を迎え、いのちを預かる責任は重大です。いのちは誰のものでもない。親になるということは、誰のものでもないその一個のいのちに責任を持つことです。

出産は自然な営みですから、病院で産むことには疑問がありました。一人目の子どもは助産院で、二人目は自宅で私がとりあげましたが、そうすると、出産育児をサポートしたいという意識がはっきり出てきました。出産育児に関しても、自分から動く心が大切です。気持ちさえあれば、知識や技術は後から身につきます。私は父となることを通じて整体を学び、それが気功の世界をさらに深め、今の私をしっかり支えてくれています。

当時は大きな本屋さんを何軒もハシゴして、出産育児のほとんどの本に目を通しましたし、気功をしていた関係で、伝統医療や自然体育などの各方面にアンテナを張り巡らせましたが、各々が自分の論を主張して矛盾し合い、疑問は深まるばかりでした。

そんな中で、妻が小さい頃整体指導室に通っていたことから、野口晴哉《はるちか》先生の著作『育児の本』『誕生前後の生活』（共に全生社）に出会い、これだ！　と思ったのです。個人や流派のレベルを超えた、「自然の摂理に沿った出産と育児の方法」が、具体的でていねいな観察を通じて細やかに描き出されていました。

野口先生は日本の療術を集大成し、治療家として右に出るものがいないほど技術のあった方ですが、ある時期から治療を捨て、体育の道を切り開いてゆきました。その大きなきっかけが出産を手伝うようになったことです。産むのはお母さんで、生まれてくるのはお腹の中の赤ちゃんです。主役は相手。頑張って生まれさせようとしたり、治そうとするのは違う。自然の流れにそって、相手の力を引き出すことがほんとうだと、「一人一人が自分の力を自覚し、力を発揮する方法」を説いてゆかれました。

野口先生は、技術以前にある気の響き合いのことを説き、お母さんたちに「愉気《ゆき》法《ほう》」という名で「てあて」の仕方を教え、その人本来の輝きを伸ばしてゆくために「潜在意識教育法」を説きました。お腹の中から赤ちゃんにてあてをし、一人の人格として丁寧に話しかけ、気と気、心と心を深く通わせてゆくのです。赤ちゃんは繊細で感覚が鋭く、全てをまるごと感じ取っています。話しかければ通じますし、言葉以上のものを感じ取っています。「てあて」し、語りかけて、誕生前後の時期に潜在意識にまかれた種は、やがて芽を出し、しっかり根を張ってすくすくと伸びてゆき、自ずから花が咲き、実を結ぶでしょう。

私は、生命本来の働きを引き出し、活用するやさしい方法を誰もが学べるようになればと思っています。健康であることや、自分の能力を開花させることが難しいと思うのは、生命のリズムに目が向いていないからなのかもしれません。いのちの働きを生かせば、特別な技術や辛い養生、高額なお金も必要なく、自然に健康を保つことができます。シンプルな方法で心身の能力を高め、人間の基本的な能力を高め合ってゆくことができるでしょう。

気功協会がＮＰＯ法人として活動しているのもそのためです。一人一人のいのちが輝きを増し、お互いにニコニコして暮らせる快適な社会をつくってゆくために、ほんとうに大切なことを、公共性のある活動を通してコツコツと伝えてゆくことが必要と考えています。

「生まれる」という働きの中には、生命の本質的輝きがギュッと凝縮されています。でも大切なのは、生まれる瞬間だけではありません。私たちが今生きているということの中に、その「生まれる」働きがずーっと続いています。いちばん初めの生命の輝きが、ほんのわずかも薄まることなく今の瞬間に続いているのです。

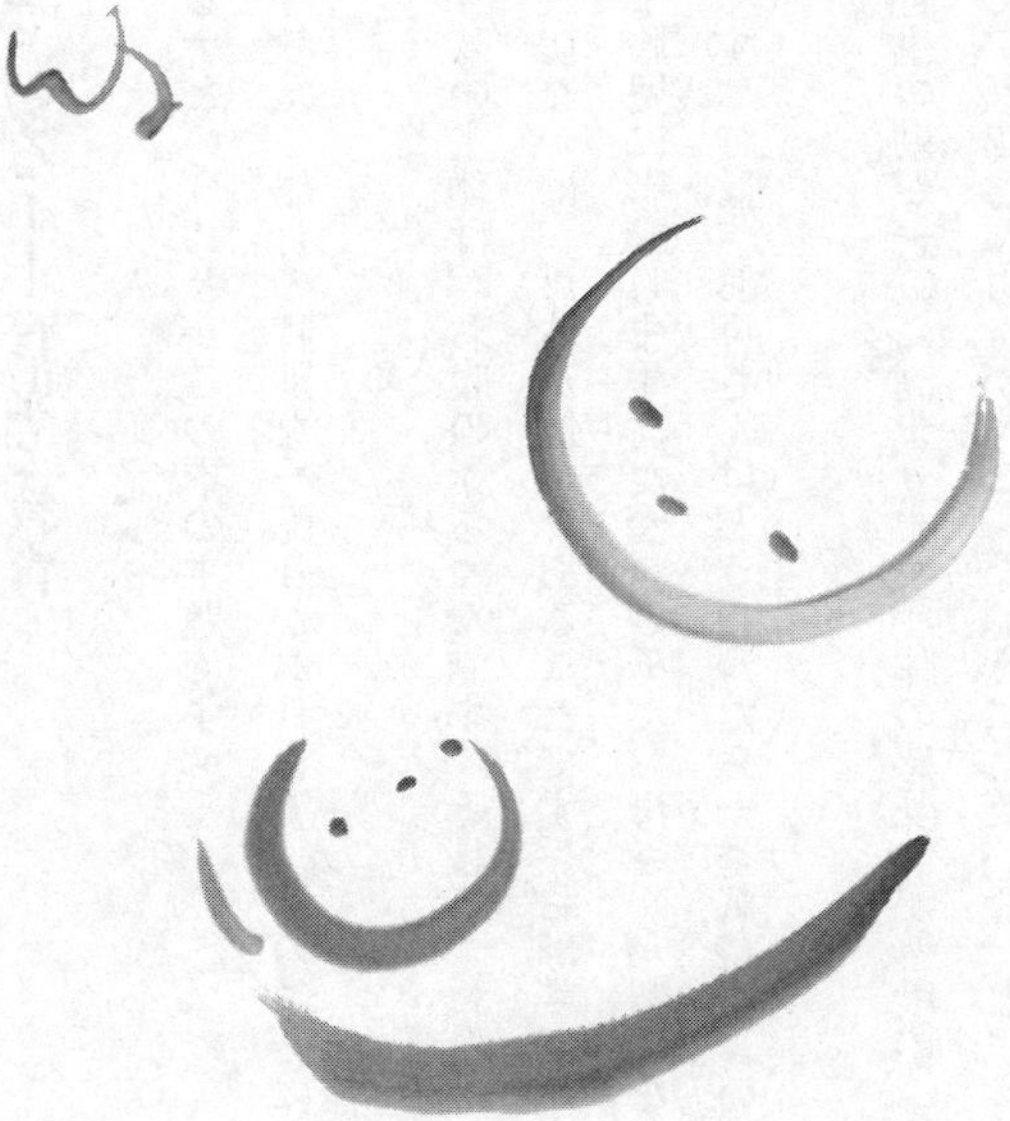

いのちは輝いている——育児と教育

「いのちを輝かせる」ということがこの本の主題です。

妊婦さんに気功を教える場合の特別な心配りがあります。そのことに少しふれておきましょう。

気功をしてもらう時の主体は、お腹の赤ちゃんです。そして、お腹の中のいのちを輝かせるために大切なのは、母体が健全であることです。お母さんの健康状態、精神状態がそのまま胎児に影響します。だからこそ、お母さんが楽になり元気になることが大切なのです。では、お母さんはどうやったら一番気持ちよい心と体になるのでしょうか。

妊娠と同時に、野生の勘が一気に高まります。体の感受性が普段の二倍から三倍に上がっているので、妊婦さん自身が「こんなふうにしたいな」と思う通りにしてゆけば心身は自然に整い、他に何もする必要がありません。気功をしてもらうのは、「何をしたいのか」という感覚を育て、不安やこわばりを除いて、動きたいように動けるように自由度を高めるためです。目を休め頭の緊張をゆるめる、骨盤の動きをスムーズにする、腰のねじれをとるなど、妊婦さんに必要なこともたくさんありますが、「生き物としての勘」を育ててゆくことが最も大切です。

お腹の赤ちゃんと一緒になって、赤ちゃんのやりたいことを自分がやっているという気持ちで、楽しんで気功をしてください。そして「自分のほんとうにやりたいことをしてゆけばよい」のは、妊婦さんだけではなく、どなたにもあてはまること。野生の勘を磨きつつ、魂の声に従って自らの道を歩んでいきましょう。

育児で大切なのも、子どもが何をしたいかを察知する勘です。特に言葉が話せない初めの一年間は、おしっこなのか、お腹が空いたのか、不安なのか、体の居心地が悪いのかを親が感じて、おっぱいをあげたり、抱っこしたり、おしめを見てあげることが必要です。そうして子どもの要求にそってお話ししながら勘を働かせていると、子どもは可愛く、ほんとうに手がかかりません。

保育の現場でも中心は子どもです。二人の娘は、大阪府高槻市の梶原ピッコロ保育園でお世話になりました。子どものリズムをよく考えて、子どもの目線で、興味に合わせて遊びと生活が工夫されていて、「静かにしなさい」なんて言わなくても、お姉ちゃんがわらべ歌を歌い出すと子どもたちはスーッと集中して静かになります。聞く時は集中して静かに聞き、動く時は体を存分に動かして楽しんでいて、ここでは子どもたちの目が輝いていました。

ところが学校に上がると、主体が子どもから離れてゆく傾向にあります。この時期になると、何でも知りたい学びたいという心が自然に膨らんでいることは、保育園の最年長さんを見ているとよくわかります。子どもたちは好奇心の塊です。それが勉強がいやになったり、学校に行きたくなくなったりするのは、決まった枠に子どもを合わせようとするからでしょう。特に小学校の低学年の間は、子どもの体のリズム、生活のリズムを大切にし、興味に合わせた時間割を組むぐらいの柔軟性は必要です。一律に決めようとするから難しいのです。

もちろん学校にも光があります。少人数で、生活ということを主体にする。そんな学校が、京都山科にある一燈園小学校でした。縁あって、娘たちが一燈園でお世話になりましたが、毎朝の瞑想や活発な学園生活を通じて学ぶことが多くあり、子どもたちの純真な笑顔が印象的でした。一燈園の魅力は、小中高が一つの校舎で共に学んでいることです。高校生が小学生のお世話を自然にしたり、小学生が高校生と同じチームでリレーをしたりして、それぞれの成長段階の子どもたちがお互いに助け合い、学び合っている姿に心を大きく動かされます。それは、誕生の瞬間から連綿とつながっている「いのち」をそこに感じ、また「いのち」が順々に成長してゆくさまがそこに映し出されているからでしょう。

一燈園は、故西田天香さんが、行き詰まってお寺の軒下で三日三晩座して死をも覚悟していた時に、赤ん坊の泣き声を聞いてハッと気づくところから始まりました。天香さんは、赤ちゃんと母親の「いのちの働き」の中に「争いの無い生活」の原点を観たのです。

「自然にかなった生活をすれば、人は争い合わなくても、また働きを金に変えなくても許されて生かされる」。天香さんの生き方が、大正から昭和にかけての世の中に与えた影響はとても大きく、大正一〇年に出版された『懺悔の生活』（春秋社）

は大ベストセラーになりました。そのあり方が多くの人の心を動かしたのです。国会議員に推されて国政に関わったこともあり、政財界にも天香さんを慕う方が多かったと聞きます。

妊娠から小学校まで見てきましたが、「いのちの輝き」は、受胎の瞬間から連綿と続いていて、「生まれた瞬間の輝き」が今この瞬間にもあります。「ウゴイテヤスム」。その原点は、この「輝いているいのち」にあります。カメラのファインダーを覗きピントを合わせると、光景がくっきり浮き立つように、その瞬間瞬間の「いのちの働き」にサッとフォーカスします。道端の草でも、生活の場でも、撮影者の目で切り取ると素敵な作品になります。「輝いているいのち」に日々気づくことで、自らも輝き、お互いを照らし合って輝きを増し、光が増すごとに闇は自然と消えてゆくでしょう。

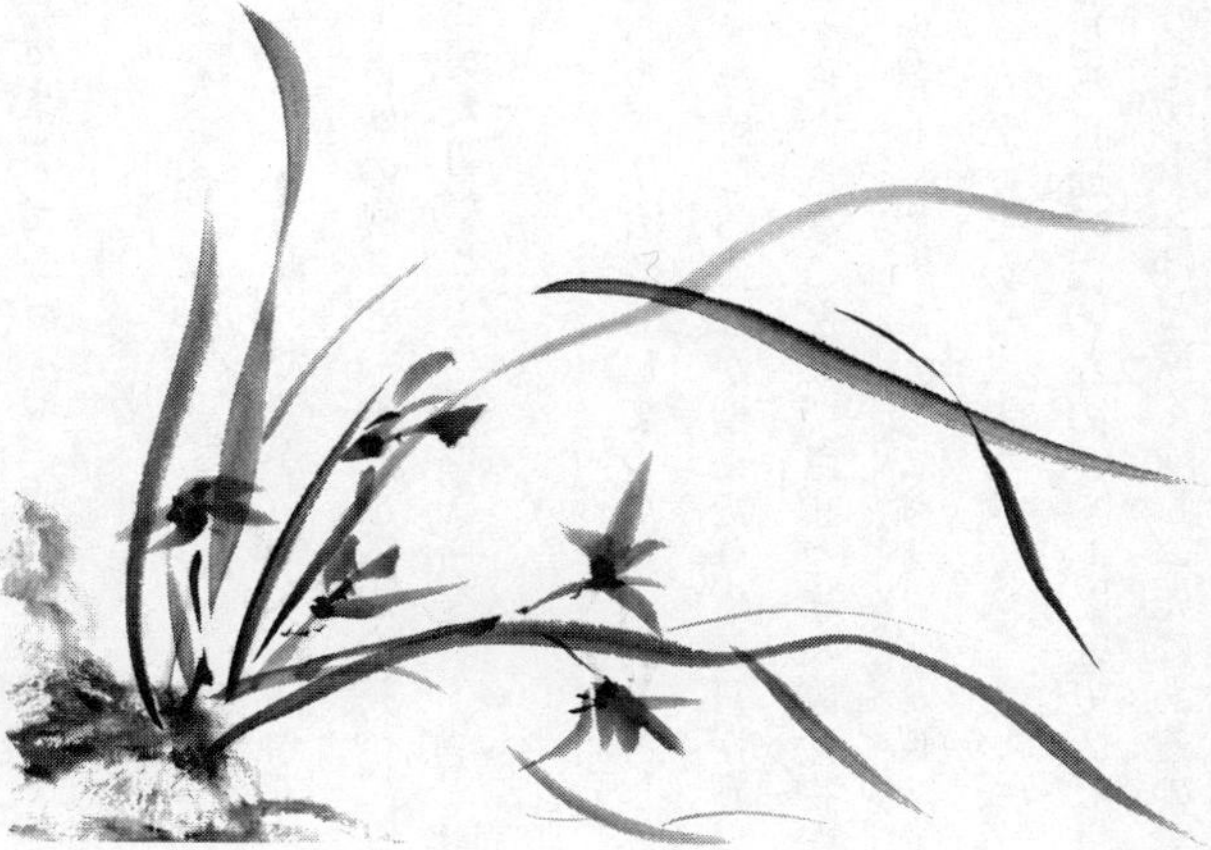

そのままの「私」——肩の荷をおろす

劉漢文先生は、気功の本当の目的は「人天合一」だと教えてくれました。「天人合一」と言われることもありますが、ただ何もしないで天から何かが降ってくるのを待っているのではなく、まず自らが大自然の働きと一つになる志を持って、その本来の流れのただ中に戻っていくことが大切だと、わざわざ「人天」と、いつも「人」を先にされていました。

そのプロセスの中で、難しい病気があっさり治ってしまったり、悩み苦しみが急に楽になったり、辛いことが減って幸せを感じることが増えたり、毎日が輝いているように感じられたりと、小さなことから大きなことまでさまざまな副産物があります。それらの恩恵は、常識で考えると難しく思われがちですが、その時々最良の選択をし、最高の力を引き出すことが「自然」ということですから、大いなる自然の働きと一つになる道筋の中では、むしろ普通のことなのかもしれません。また、「人天合一」という山の頂きも、言葉のイメージほど遠く険しい先にあるのではなく、意外と身近なことなのかもしれません。

私たちは、新しい何か、特別な何かを望みがちです。今の自分を打ち消した先に、自由で素晴らしい世界を夢見るのでしょう。ところが新しい何かを得ても、もっと違う何かが欲しくなり、どこまで行っても心は自由になりません。それはおそらく、進む方向を取り違えているのでしょう。私を変えようとするのではなく、ただ、そのままの「私」へ還っていけばよいのです。それは何もせずにただじっとしているということではもちろんなく、努力ということとは反対の方向へ、楽々と気持ちよく動いていくことです。

気功を続けていて一番大きな変化は、心が軽くなっていくこと。「こうすべき」「こうしなければならない」という心の中のかせが外れて、心の荷物を次々とおろしていくような感覚です。振り返ってみると、体を不自由にしていたのも、心を狭くしていたのも、全部自分で一生懸命にそうしていたんだということに気づきます。ギュッと固めていたところがゆるみ、力が抜けるだけで楽に変わっていく。おだやかな朝の光に包まれて心地よく目を覚ますように、自然とひとつながりの、本来の私が目覚めていくのです。

二〇一一年三月一一日に起こった東日本大震災直後に「心がおちつくやさしい気功」を作り、しばらくして少しおちついてから「肩の荷がおりる気功」を作りました。「心がおちつくやさしい気功」は座ってやさしくできること、「肩の荷がおりる気功」は立って楽に動く一〇の動作を集めました。どちらも本来の、そのままの「私」へ還っていく、とてもやさしい気功です。無理に力を抜こうとする必要はなく、心地よい動きの中で自ずと力が抜け、自由になっていくような流れになっています。

「動いて休む」というリズムにあてはめると、初めに紹介した「心がおちつくやさしい気功」が「休む」波、「肩の荷がおりる気功」が「動く」波にあたります。お休み前に「心がおちつくやさしい気功」、朝には「肩の荷がおりる気功」というように、リズムを決めて楽しんでもいいし、好きな方をずっと楽しむのも、ふとやりたくなった動きをゆっくりくりくりかえすのもよいでしょう。

最後に、「肩の荷がおりる気功」を紹介しましょう。

動作は軽く、なるべく小さな力で、楽々と、気持ちよく。時間や回数は、自分に合わせて、好きなように。一五〜二〇分が目安です。

気功協会のウェブサイト「気功のひろば」(http://npo-kikou.com)に動画を公開しています。ぜひ、続けてみてください。

肩の荷がおりる気功

歩く

楽に気持ちよく歩きます。

前を向いて、足取りを軽く、心も体も自由にして、肩や腕も楽に動きます。

適度に骨盤がゆるみ、体が軽くなります。


歩くことは人間独特のバランス運動。楽に歩いているうちに、全身が心地よくほぐれていきます。左右の足が交互に体を支えてはゆるみ、骨盤がゆりかごのように動き、背骨がしなやかにゆれ、体が楽になり、心が広々としてきます。

肩や腕の力が抜け、足腰の動きに合わせて楽に動いていると、自分にかけていた無意識のブレーキが外れ、そのままの「私」へと、戻っていきます。

まっすぐに遠くを見て、全体に視界を広げて、自分のペースで気持ちよく。

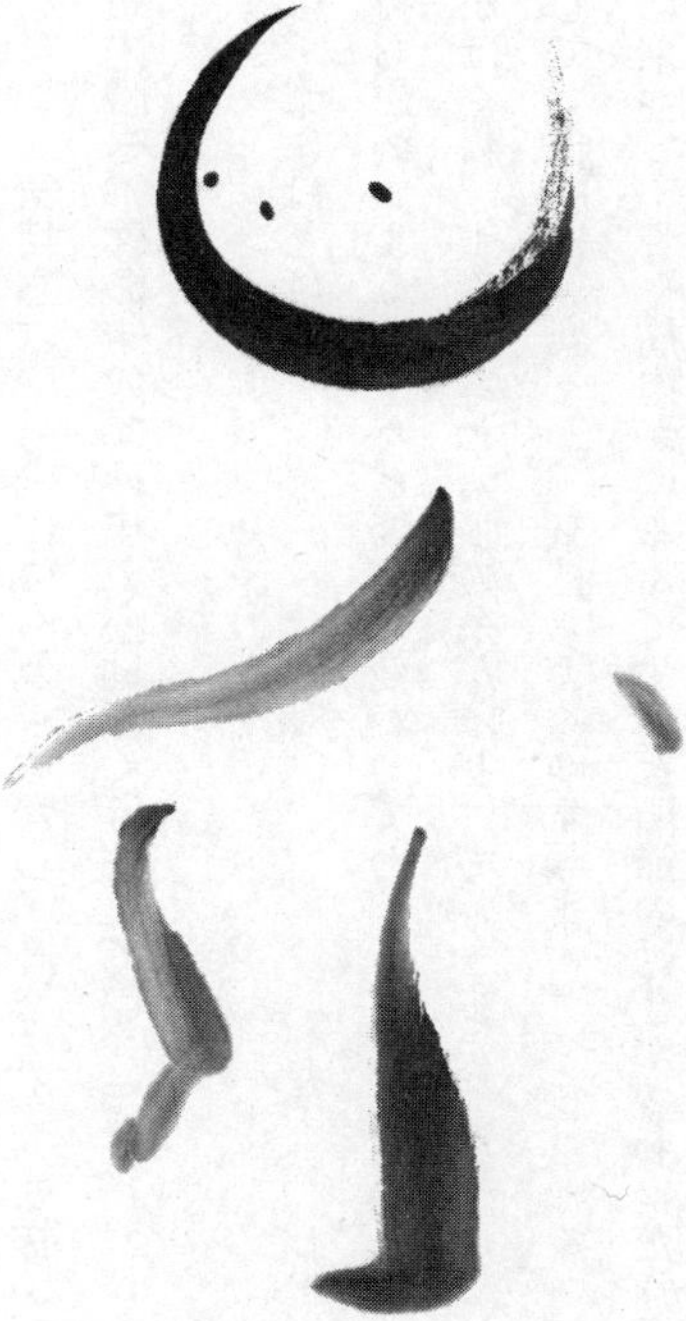

ゆする

体を細かくゆすります。

前後左右ななめ、気持ちよい方向に体を倒しながら。肩や腕の力も抜いて。

骨も筋肉も内臓も、体のすみずみまで心地よくほぐれていきます。

楽にゆすれば、楽にほどける。

いちばん気持ちがいいように次々と姿勢が変わっていくと、求めている通りの最適な順序で体がほぐれ、するすると緊張の糸がほどけていきます。だから、体にまかせるようにして、自由に、楽々と、気持ちよくゆすります。

大きなゆれに乗って、骨や筋肉がゆるんですっと関節の動きが変わったり、小さな心地よいゆれの中で内臓がやわらかにほぐれて生き生きと働き出したり、変幻自在な振動の波が、見えない心のこわばりやこだわりを溶かして、自由で広々とした心へと立ち返っていきます。

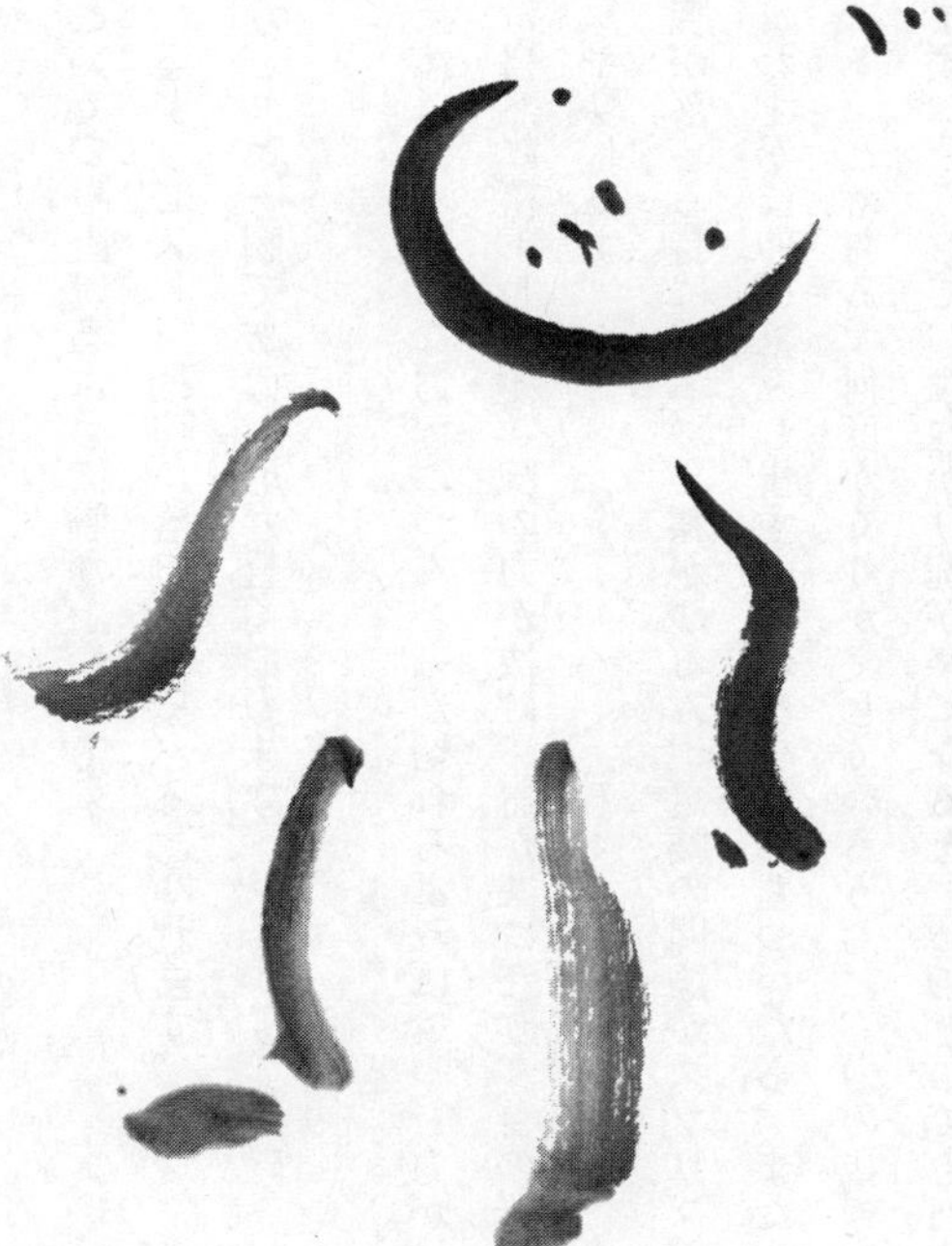

腕のストン

すーっと糸でつり上げるように腕が上がって、
糸が切れるようにストンと腕が落ち、ぶらぶらとゆれます。
腕の力がふっと一瞬で抜け、心が軽くなります。

重みは、天然にある大きな力。ぷつんと糸が切れるようにふっと力が抜けると、ストンと腕は自然に落下します。腕の力が抜け、肩が楽になり、首の緊張がゆるみ、頭の中がスッキリします。

ストンと腕が落ちる時に、ふっと膝がゆるみ、足腰の関節がスプリングのようにやわらかく、わずかに伸び縮みします。ゆれが少しおちついたら、またすーっと腕が上がり、ストンと落ちる。何度かくりかえしているうちに、力の抜き方のコツがつかめてきます。そうして、すっかり腕が楽になると、体のどこでも自由に力が抜けるようになります。

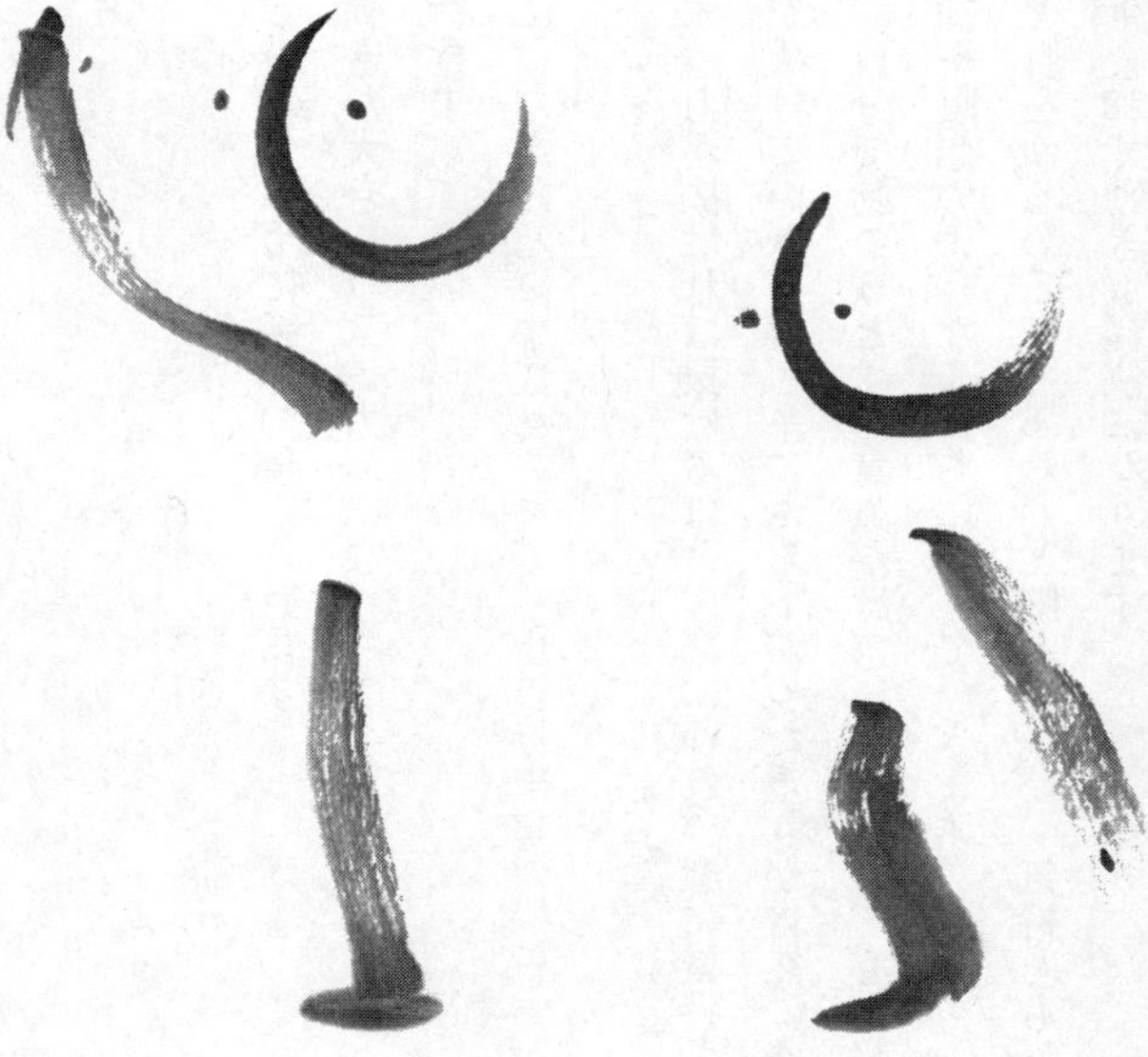

ふりこ

腕の力が抜けたまま、
ぶらんぶらんと、ブランコのように腕が前後にゆれます。
肘を軽く曲げると、動きが大きくリズミカルになり、
肩や背中もゆるんでいきます。
体は楽に、心は静かに。だんだんに小さくなって、止まります。

ふりこのように動きます。力が抜ければ抜けるほど、楽にゆれ、楽に気持ちよくゆれているとどんどん力が抜けていきます。糸にぶら下がった重りが自然にゆれているように。体にまかせ、自分で動こうとする意識が次第に淡くなり、心が静かになって、動きながらの坐禅や瞑想のような心持ちになっていきます。
腕が前に来た時にふっと肘をゆるめると、ふわっと腕が浮かび、気持ちも軽く、楽しげな全身のリズムが生まれて動きも軽快になります。

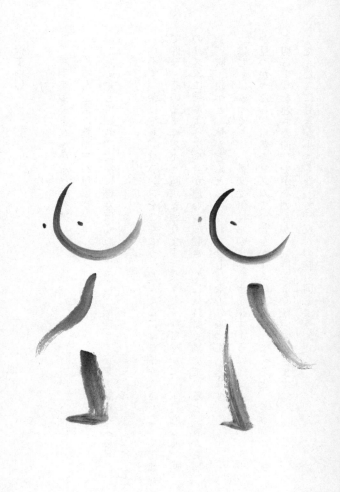

腕まわし

片手ずつぶらんぶらんと腕を振り、
ぐるんと楽に腕がまわります。
腕の動きにつれて自然に体がほぐれるように、無理せず、楽に気持ちよく。

片手ずつ楽に振り、ブランコをこぐようにだんだんにゆれ幅が大きくなって上まで伸び、そのままぐるんと腕がまわります。楽々と、伸びやかに、気持ちよく。腕のリズムに乗るように全身が連なって動き、楽に気持よく動いていると、腕から肩、胸、腰、足へと、体がどんどんほぐれ、楽しげな心になっていきます。

はじめはゆっくり、一番楽で気持ちのよい動きを探すように。楽な動きのルートが見つかったら、自然なリズムで。動きがスムーズになってくると、シュパッと風を切るような速さの伸びやかな動きが、気持ちよく続いていきます。

だんだんに動きが小さくなって、反対の腕も同じように。

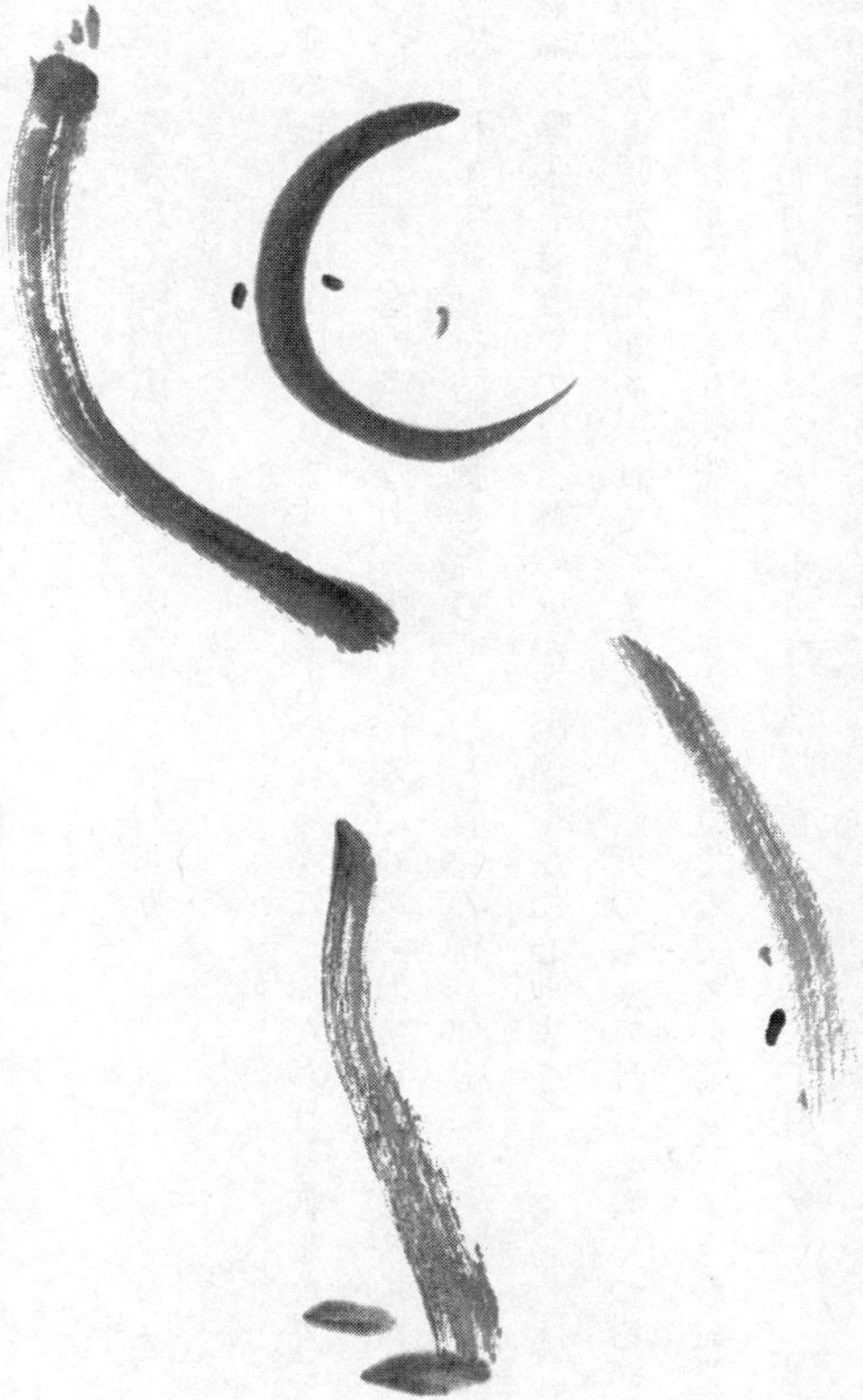

胸を開く

胸の中央から肩の方へ、ゆっくりやわらかに胸をなでます。
気持ちよさを感じるようになでていると、
胸筋がゆるんで胸が広がり、呼吸が楽になります。

胸がゆるむと、心が広がります。とてもやわらかに、ふんわりと胸をなでると、胸のつかえがとれて息が楽になり、ずっとつなぎ止められていた不安や心配から心が解き放たれます。息を詰め胸を縮めていると肩身の狭い体勢になります。そうした無意識の緊張をほどくのは、体の底からの穏やかな心地よさ。

ぽかぽかと暖かな光があふれているような、露天の温泉で身も心もくつろいでいるような、思わずにっこり微笑んでしまう雰囲気でなでていると、ふと我に返るようにしてふんわりと体がゆるみ、心がすーっと広がるように自由になって、自他を分け隔てる境が淡く淡くなっていきます。

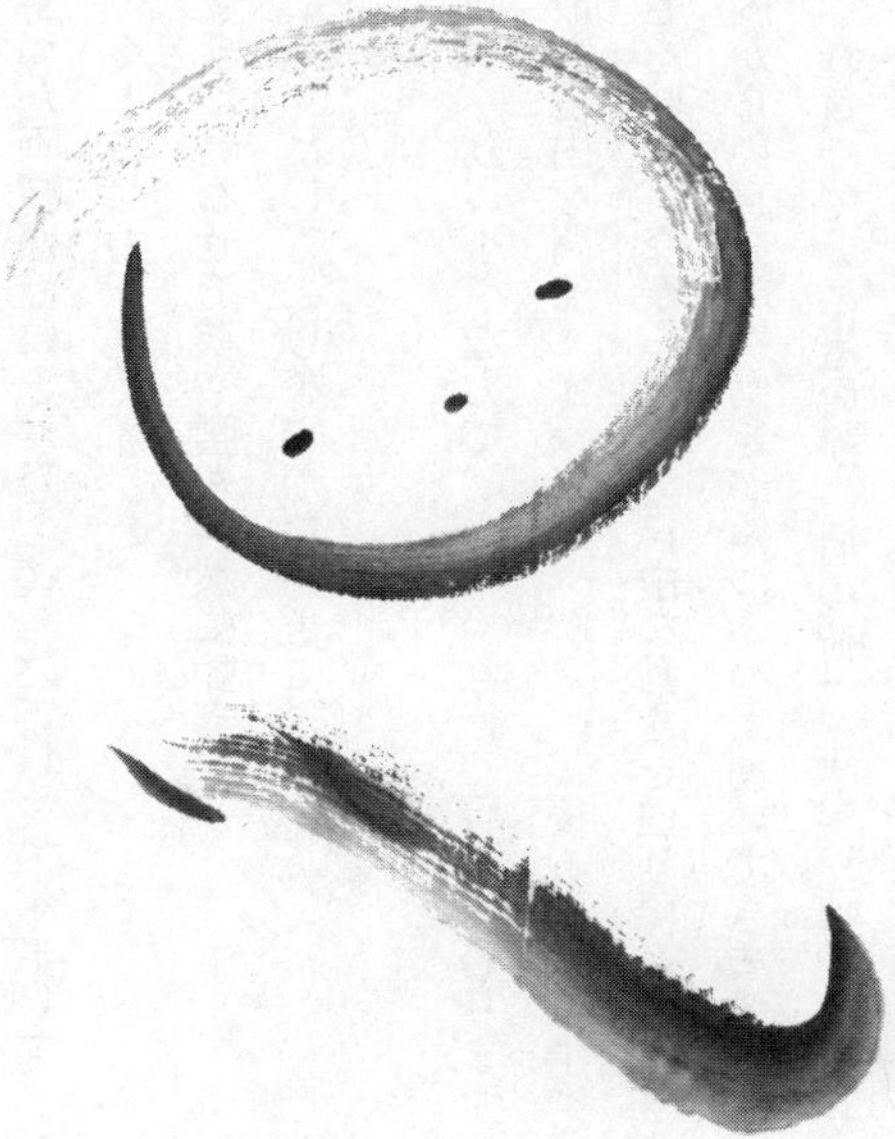

肩まわし

前に寄った両肩が上に上がり、後ろに寄り、下へ下りていきます。
なるべく小さな力で軽く。
肩の動きに合わせて首や腰も自然に動き、
頭がポカンとして、しなやかな動きに。

とてもゆっくり、小さな力で、すーっと軽く肩がまわります。

肩は、最も自由な関節。すっと前へ、上へ、後ろへ、ふーっと下へ。それぞれの気持ちよさを味わいながら、楽で自由な動きを取り戻していきます。首や腰も楽に動いて、内からの自発的な動きがふつふつと湧いてきます。

仕方なく背負っているものが「肩の荷」。重たい荷物はいったん全部おろし、ほんとうに気持ちのいい、楽で自然な動きに馴染んでいきます。そして、にこにこした心持ちで再び背負い直した時。そこにもう肩の荷はありません。

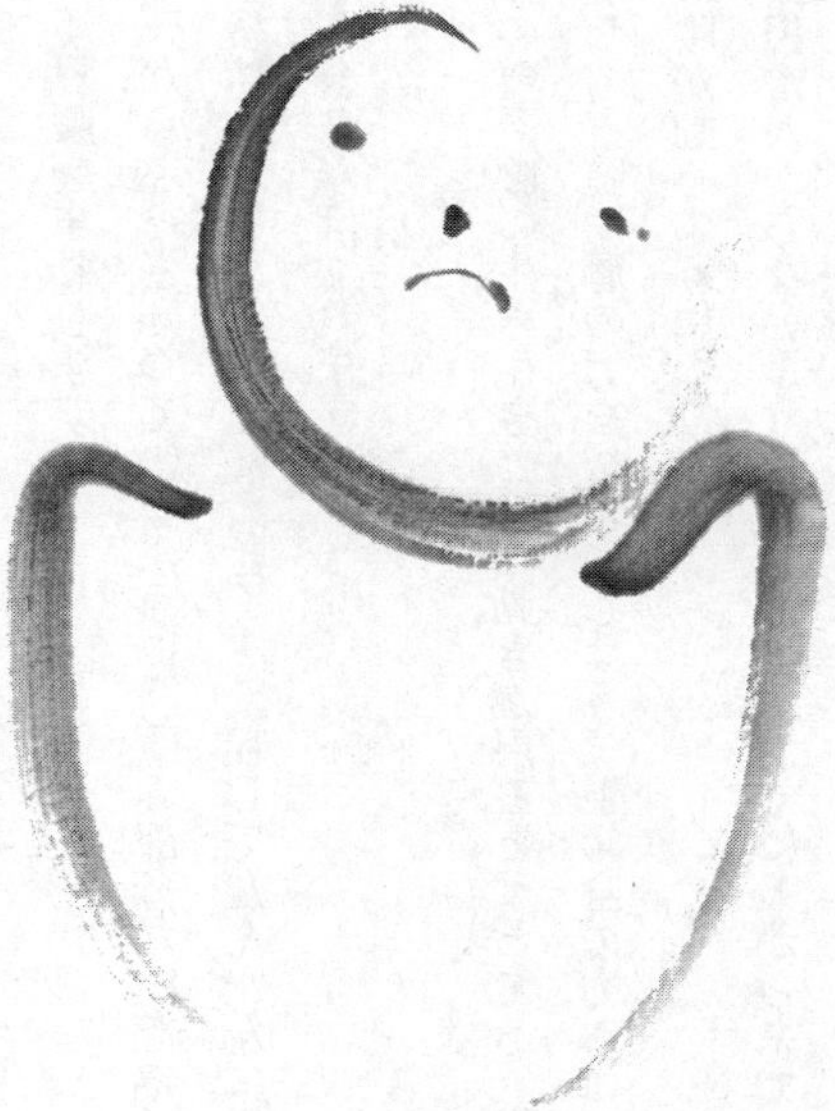

腰まわし

ゆっくり腰をまわします。
頭は天からぶらさがっているように、腰の部分が円を描くようにまわります。
小さな動きからだんだんに大きく、反転してだんだんに小さく。
腰から全身がほぐれます。

腰は体の要。腰の生き生きとした動きが戻ると、とても元気になります。まずはポカンとして、腕や肩の力を抜きましょう。上半身の力がほどよく抜けると、すーっと楽に腰が動くようになります。
腰に負担がかからないように、頭はまっすぐに天から糸でぶら下がっているようにイメージして、衛星が軌道をまわるように、ゆっくり軽い力で、いちばん気持ちのよいコースを。腰の動きにそって全身がちょうどよくバランスしながら、さらに力が抜けてほぐれていきます。

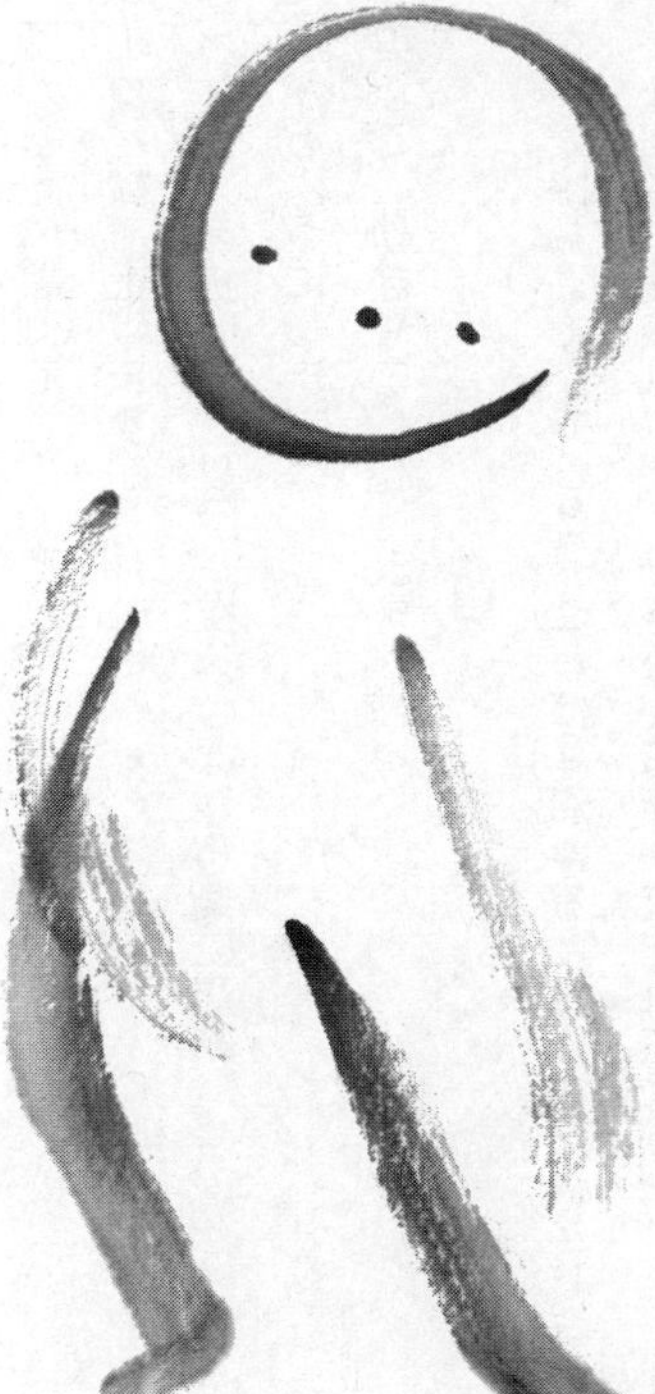

足腰をなでる

腰の裏側をゆっくりなでます。
続いて、腰から足の裏側をざーっとなで下ろし、
前側をすーっとなで上げます。
なでながら体の力を抜いて、リラックスしながら楽に沈み、
楽に起き上がるようにします。
足腰が充実して、動きやすくなります。

足腰をゆっくり気持ちよくなでると、こわばりがゆるんで自然な引きしまりが生まれ、しなやかな強さが養われます。動きながら腰がほぐれるように。
腰が辛い時には自然に手をあてたり、さすったりしているもの。ゆっくり気持ちよくなでていると、気づかなかった硬さや緊張も、すーっとほどけて、どんより曇りがちだった心のもやもやがすっきり晴れ渡っていきます。

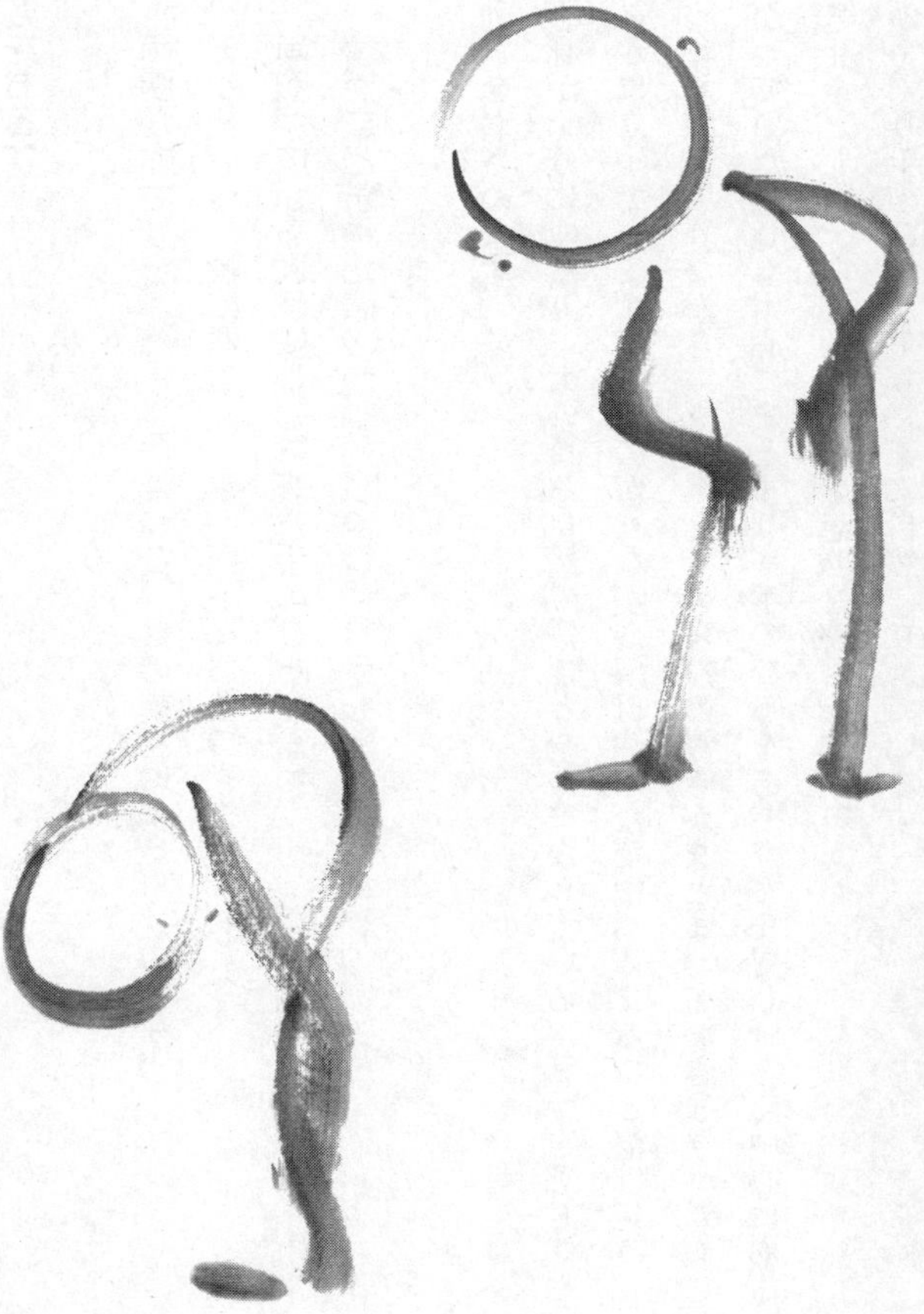

気をおろす

両腕が左右からふわーっと浮かび、体の前をゆっくり沈みます。
上から下へと順にゆるみ、重心が下におちつきます。
両腕が広がるようにしてお腹に手のひらを重ね、
体がまとまった感じがしたらゆっくり手を離します。

動きをおさめます。

心身が十分にゆるみ、大いなる自然の働きと一つになっている「私」を感じ、やわらかに立っています。腕が広がりながら、自然のただ中へ体まるごと溶け込み、ゆっくり腕が下りながら、下腹へとその自然の働きがまとまっていきます。左右に広がっていた感覚も中心にまとまり、手のひらをあてたまま、しばらく中心にある生き生きとした、原初的な生命の息吹を感じます。

ゆっくり手のひらが下り、楽に自然に立っています。

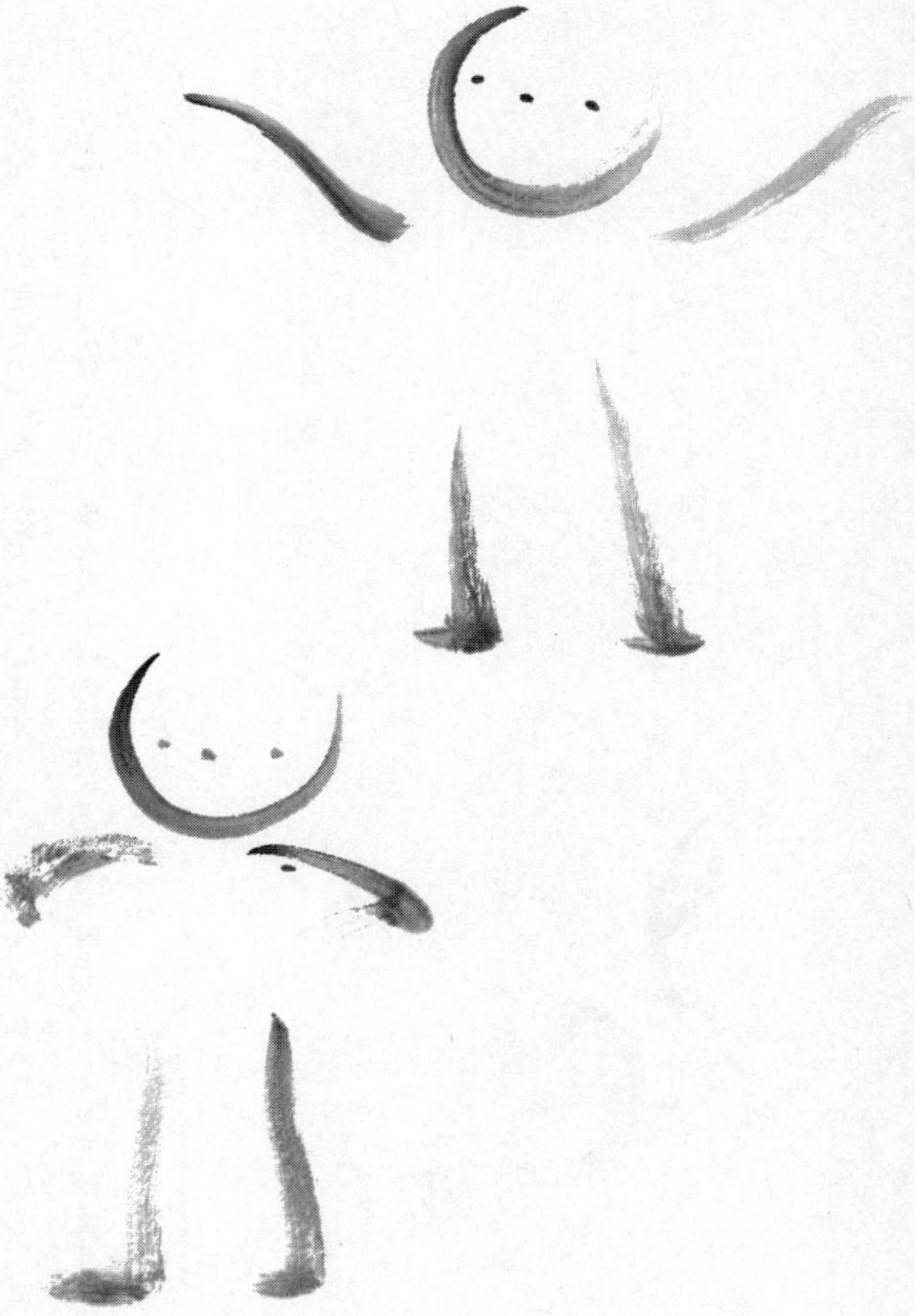

自然体の、そのままの「私」が立っています。
今、新しく生まれたばかり。そんな心身の新鮮な感覚を味わい、気功を終えます。

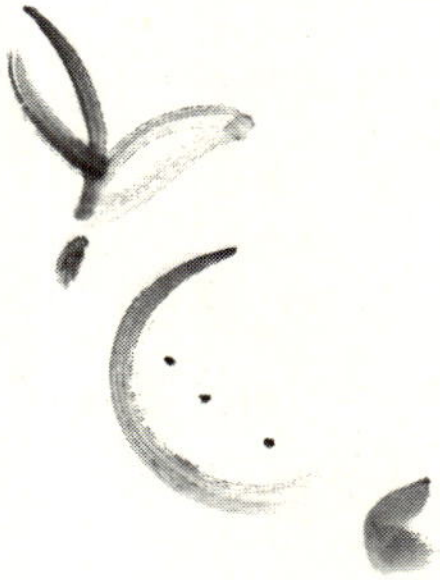

あとがき――はじめての文庫

文庫を出すのは、今回が初めてです。たくさんの方々のお力添えで、二〇〇六年に春秋社から出版した『うごいてやすむ――幸福になる気功』が、一〇年たって、カバーも中身も、とても可愛く生まれ変わりました。

浅草一丁目一番地、神谷バーの三階。編集の小船井健一郎さん、墨絵を描いてくれたパートナーの吉田純子と私で、初回の文庫化の打ち合わせをしました。「元の本に使っていた写真はなくして、文章もスッキリ読みやすく」「入門的な内容で、墨絵は大きめに」などの方向性が決まりました。新しく、東日本大震災後に編集した「心がおちつくやさしい気功」「肩の荷がおりる気功」を加え、第一章や、心のケアに関する部分を書き下ろし、新しい墨絵もたくさん入りました。

気功ってどんなものかな、と興味を持って手にされた方には、何の気負いもなく、すーっと気功をはじめられる、最適な入門書になったのではないかと思います。また、今までどこかで気功を学んだことがある方は、「気功ってこんなにやさしくて、気持ちよくて、ほんとうに心も体も変わるんだ……」とちょっと驚かれたかもしれません。また「気功ってなんだか健康によさそう」と思って手にしてくださった方の期待も裏切らないでしょう。しみじみと、続けていただければ嬉しいです。

細かな赤字修正をしてくださった編集の松永晃子さんは、読みながらさっそくお子さんと気功をされたそうです。カバー裏の写真は、京大の学生サークル「デジ・フォト」代表の森泉さんに、瓜生山山麓にある京都造形芸術大学のキャンパスで撮影していただきました。その造形芸術大学の通信教育部で「身体」の授業を受講してくださったみなさんも「強力な」協力者です。他にも、陰に陽にさまざまな方々が支えてくださっている大きな力を感じています。そして、読者のあなたがいらっしゃるからこそ、『はじめての気功』は生まれました。ほんとうにありがとうございます。

今日は七夕。この本を読んでくださったあなたと、ご家族やお友達の健康と幸せを願って、筆をおきます。

二〇一六年七月七日　京都北白川にて

天野泰司

解説　からだという「大きな理性」の花を開かせる道とワザ

鎌田東二

「我思う、故に我在り」（コギト・エルゴ・スム Cogito ergo sum）を哲学の第一原理に置いたのがルネ・デカルト（一五九六―一六五〇）であった。以来、コギト、すなわち、理性や意識や精神が近代的人間の核ないし原理として第一に尊重されるようになった。

だが、はたして、それは本当だろうか。理性にそれほどの信を置いていいのだろうか？

このデカルトやヘーゲルにいたる理性的精神原理を疑ったのが、フリードリッヒ・ニーチェ（一八四四―一九〇〇）であった。ニーチェは一八八五年に刊行された『ツァラトゥストラかく語りき』の中で、「身体は一つの大いなる理性である。一つの意味を持つ一つの多様であり、一つの戦争と一つの平和であり、一つの畜群と一人の牧人である」とか、「きみが『精神』と呼ぶところの、きみの小さな理性もまた、きみの身体の道具である。きみの大いなる理性の一つの小さな道具ないしは玩具である」と語った。

これは、精神原理から身体原理へと人間原理を転換させる、画期的なコペルニクス的転回であった。「身体」は「精神」よりももっと「大きな理性」である。その「大きな理性」である「身体」に組み込まれた「小さな理性」が「精神」であり、それは「身体の道具」であり、「大きな理性の小さな道具や玩具」にすぎないものと喝破したのである。

この身体論的転回が二〇世紀以降の哲学や文化の通奏低音となっている。そして、そのような身体哲学に裏打ちされて、ヨーガや気功やZEN（禅）や合気道が西欧社会に拡がっていったのである。ニーチェは『この人を見よ』の中で、ゴータマ・シッダルタのことを「あの深い生理学者ブッダ」と呼び、「仏教」を「精神の衛生学」と呼んでいる。釈尊を「生理学者」と言ったのはニーチェが最初であろうが、そのような身体に対するまなざしと洞察の深さがニーチェにはあった。

さて、本書『はじめての気功――楽になるレッスン』はニーチェが読んだら、今こそ西欧にこういう、「ルサンチマン」から解放される「楽になるレッスン」としての「気功」が必要だと膝を叩いて喜んだことだろう。「身体」という「大きな理性」の声をよく聴き取り、その声に従って「楽になる」身心変容技法としての気功のワザと思考を、本書は実にわかりやすく、やわらかく、風通しのいい文体で示している。

たとえば、第二章の「健康の秘密『ウゴイテヤスム』」。確かに、健康の秘訣は、適度に動いて、適度に休むことに尽きる。運動と休息。では、どのような運動をすればよいか。どのような休息の取り方をすればよいか。これがなかなか難しい。とくに現代人は身心のバランスを失しているし、生活のリズムが狂いがちである。過剰に運動するかと思えば、休息に反するような休息になっている場合も結構ある。

著者が「三つの秘伝」として、休むことと動くことと笑うことを挙げているのは、極めて重要である。「笑う気功」のワザについては本書を読んで実践していただくとして、ここでわが国最初の「笑い」のテキストについて述べておこう。

その「笑い」についての最古のテキストは『古事記』（七一二年編纂）である。その中で、神々が「あな面白（ああ面白い）、あなたのし（ああ楽しい）」と口々に言って笑い合った場面が描かれている。

八坂神社（祇園社）や氷川神社に祀られているスサノヲ（須佐之男命）があまりにひどい乱暴を重ねるので、姉のアマテラス（天照大御神）が怒り悲しんで天の岩屋戸にさし籠ってしまった。だが、日の神であるアマテラスが岩戸に隠れてしまうということは、世界が暗黒になるということである。そこで、高天原《たかまがはら》もこの地上世界（葦原中国《あしはらのなかつくに》）も真っ暗闇になってしまい、さまざまな災いが起こってきた。何とかこの世界の最大危機を打開しようと神々が相談をし、未曾有の危機を脱するために「祭り」をすることになった。このとき、中臣氏・藤原氏の祖先のアメノコヤネが祝詞を奏上し、アメノウズメが手に笹を持って踊り、「神懸り」となり、胸乳とホトを露わにした。その振る舞いを見て神々が大いに笑って言い合った。

「あはれ（天晴れ）、あなおもしろ（面白）、あなたのし（手伸し）、あなさやけ、おけ」(『古語拾遺』)と。「天晴れ」とは、天が晴れてサーっと光が射すこと。「面白」とは、その聖なる光を受けて、顔の面が白くなること。「楽し」とは、楽しくなって、自然に手が伸び(手伸し=たのし)踊りだすこと。「さやけ」とは、笹がさやさやとなびくこと。「おけ」とは、木の葉がふるふるとふるえること。

こうして、神々がみずから行なった「祭り」の中から、「鎮魂」のワザである「神楽《かぐら》」が生まれ、日本の「祭り」と芸能が始まったと言うのである。

このとき、天の岩屋戸に隠れていたアマテラスは、外があまりににぎにぎしく笑いさざめいているので、不審に思って扉を開けて覗き見た。たちまちに、岩戸の外に少し日が差してきたので、扉が思いっきり開け放たれた。こうしてついに、日の神アマテラスを引き戻すことに成功し、高天原にも地上世界にも光が戻ったという物語である。

このときの「笑う」という表記を、『古事記』では、漢字の「咲」という字を当てて、「わらふ」と訓《よ》ませている。つまり、「笑う」ことは、いっせいに花が咲き誇るような生命的な開花の事態であるという、「大きな理性」の認識がここにはあるのだ。

古代日本人の「おおきな理性＝身体理性」は、「笑う」ことを「咲く」と同義と捉えた。これを日本で生まれた「気功」哲学とワザと言うことができる。神道とは「面白・楽し」を、「神体」という「大きな理性」のワザとして伝えてきた伝承の道であり、体系である。そのように理解することによって、古代中国で始まった気功のワザを、東アジアや日本の宗教文化や身心変容技法文化の「大きな理性＝身体理性」の文脈に接続することができる。

本書の「三つの秘密」は、その「笑い＝咲く」ことの「秘密」をきわめてわかりやすく実践的に示してくれている。それを著者の天野泰司氏は、「いのちの花が開いたような感覚」（七一ページ）と言っている。

そのような「いのちの花」を咲かせるワザと道の実践を通して、「生命の本流」に回帰していくことこそ、この時代の一人ひとりが必要としている道であり、ワザである。またそれは、前世紀にニーチェが予言的に見て取った「大きな理性」に適《かな》う道である。

そんな「大きな理性」を花開かせ、楽になり、幸せに生きる道をそれぞれがゆったりと歩むことができれば、それだけで身直し・心直し・世直しができるであろう。「精神という小さな理性」に閉じこもっているだけではもはや未来はない。各自が「大きな理性」としての「身体の花」を咲かせ、宇宙的な生命本流に身を投じていかなければならない。そうした生き方を抜きにして、どのような調和も幸福もないだろう。

本書が示唆している世界と具体的な実践の方法は、誰もが実現できる「からだところのワザ学」の「宝鑰《ほうやく》」である。

気功のひろば

ＮＰＯ法人気功協会のウェブサイト「気功のひろば」（http://npo-kikou.com）では、気功、健康な生活、お産と子育てなどについて必要な情報を順次アップロードしています。

本書で紹介している「心がおちつくやさしい気功」「肩の荷がおりる気功」の動画、パンフレットやＤＶＤ、音楽ＣＤなども自主制作しています。

気功協会は非営利の社会貢献活動をしています。私たちが持つ自然の感覚を呼び覚まし、護り育むことで、健康で幸せな、にこにこしながら生き生き暮らすことができるような社会を作りたいと思っています。ウェブサイトの管理運営をはじめ、会の企画や運営は寄付や会費を大きな財源にしています。

活動にご興味のある方は、会員として活動を支えていただくこともできます。詳細は「気功のひろば」をご覧ください。ご寄付も心より歓迎致します。

ＱＲコード読み取り機能のある携帯電話をお持ちのかたは、こちらのＱＲコードを読み込んで、動画にアクセスすることができます。

「心がおちつくやさしい気功」

第一章で紹介した、「心がおちつくやさしい気功」の動画。京都・瓜生山山麓から、桜と京の町を背景に。著者のゆっくりした動きに合わせて、一緒にやってみてください。

「肩の荷がおりる気功」

第四章で紹介した、「肩の荷がおりる気功」の動画です。京都御苑・秋の紅葉を背景に。著者の軽やかな動きを見ながら、自分に合わせて無理なく、楽に動いてください。

著者の本

『からだの自然が目を覚ます——気功入門』春秋社
『うごいてやすむ——幸福になる気功』春秋社
『生まれて育ついのちの気功——幸せなお産と子育てのために』春秋社
『気功の学校——自然な体がよみがえる』ちくま新書
『治る力——病の波を乗りこなす』春秋社
『子どもの幸せのために　ほんとうに大切なこと』ＰＨＰ研究所

本書は二〇〇六年九月、春秋社より刊行された『うごいてやすむ――幸福になる気功』を大幅に増補したものである。

整体から見る気と身体　片山洋次郎

「整体」は体の歪みの矯正ではなく、歪みを活かしてのびのびした体にする。老いや病はプラスにもなる。滔々と流れる生命観。よしもとばなな氏絶賛！

整体。共鳴から始まる　片山洋次郎

著者による整体法の特色「共鳴」をキーワードに、「体癖」ほか整体世界について解き明かす。四季の具体的なセルフケア法も！（菊地成孔）

自分にやさしくする整体　片山洋次郎

こんなに簡単に自分で整体できるとは！「脱ストレッチ」など著者独自の方法も。肩こり、腰痛など症状別チャート付。（甲田益也子）

身心をひらく整体　河野智聖

パソコンによる目や頭の使いすぎで疲弊した身心を解放し健康になる方法。野口整体や武術を学んだ著者による呼吸法や体操。（安田登）

緊急時の整体ハンドブック　河野智聖

整体を学んだ武術家が、災害時の対処法をやさしく教える。地震、原発事故、水害等の事故の時に落着く方法、救急法、倒れている人の介護・運搬法も。

大和なでしこ整体読本　三枝誠

体が変われば、心も変わる。「野口整体」「養神館合気道」などをベースに多くの身体を観てきた著者が、簡単に行える効果抜群の健康法を解説。

体は何でも知っている　三枝龍生

カリスマ整体師が教える、健康で幸せに生きるための「身心取扱説明書」。性の快感力を高め、創造的な人生を送るための知恵がここにある！

らくらくお灸入門　高橋國夫

あったかくて気持ちがいい。セルフお灸の基本から、経絡（体のルート）別ツボまで。女性やお年寄りや子供にも優しい。内臓に美容にストレスに効果的。

きれいになる気功　鳥飼美和子　津村喬監修

気功入門に最適。美容によいグルーミング（マッサージ）、肩こりに効く香功、腰痛によい脊柱動功等。文庫化にあたり一分間瞑想術を追加。（津村喬）

整体入門　野口晴哉

日本の東洋医学を代表する著者による初心者向け野口整体のポイント。体の偏りを正す基本の「活元運動」から目的別の運動まで。（伊藤桂一）

風邪の効用 野口晴哉
風邪は自然の健康法である。風邪をうまく経過すれば体の偏りを修復できる。風邪を通して人間の心と体を見つめた、著者代表作。（伊藤桂一）

体癖 野口晴哉
整体の基礎的な体の見方、「体癖」とは？ 人間の体をその構造や感受性の方向によって、12種類に分ける。それぞれの個性を活かす方法とは？（加藤尚宏）

東洋医学セルフケア 365日 長谷川淨潤
風邪、肩凝り、腹痛など体の不調を自分でケアできる方法満載。整体、ヨガ、自然療法等に基づく呼吸法、運動等で心身が変わる。索引付。必携！

野口体操 マッサージから始める 羽鳥操
「野口体操」は戦後、野口三千三が創始した身体の技法で、ゆらゆらと体の力を抜く独創的なもの。マッサージを元にした入門書。対談＝坂本龍一

わたしの日常茶飯事 有元葉子
毎日のお弁当の工夫、気軽にできるおもてなし料理、見せる収納法やあっという間にできる掃除術など。これで暮らしがぐっと素敵に！（村上卿子）

ちゃんと食べてる？ 有元葉子
元気に豊かに生きるための料理とは？ 食材や道具の選び方、おいしさを引き出すコツなど、著者の台所の哲学がぎゅっとつまった一冊。（高橋みどり）

身近な雑草の愉快な生きかた 稲垣栄洋 三上修・画
名もなき草たちの暮らしぶりと生き残り戦術を愛情とユーモアに満ちた視線で観察、紹介した植物エッセイ。繊細なイラストも魅力。（宮田珠己）

身近な野菜のなるほど観察録 稲垣栄洋 三上修・画
「身近な雑草の愉快な生きかた」の姉妹編。なじみの多い野菜たちの個性あふれる思いがけない生命の物語を、美しいペン画イラストとともに。（小池昌代）

身近な虫たちの華麗な生きかた 稲垣栄洋 小堀文彦・画
地べたを這いながらも、いつか華麗に変身することを夢見てしたたかに生きる身近な虫たちを紹介する。精緻で美しいイラスト多数。（小池昌代）

身近な野の草 日本のこころ 稲垣栄洋 三上修・画
日本の里山や畔道になにげなく生えている野草は、食用や染料としていつも私たちのそばにあった。種を文章と緻密なペン画で紹介。（岡本信人）

身近な生きものの子育て奮闘記　稲垣栄洋

子育てに関心を持つ男親「イクメン」は実は人間だけではない。太古の昔から魚も鳥も恐竜も、オスが子育てに参加してきた。動物たちの育児に学ぼう！

自分でできるツボ療法入門　鵜沼宏樹

ペットボトルにお湯を入れたものやブラシなど身近な物でできるツボ療法。肩こり等筋肉の悩み、胃痛等内臓の症状、美容や心にも効く。帯文＝帯津良一

カラダで感じる源氏物語　大塚ひかり

エロ本として今なお十分使える『源氏物語』。リアリティを感じる理由、エロス表現の魅力をあまさず暴き出す気鋭の古典エッセイ。（小谷野敦）

源氏の男はみんなサイテー　大塚ひかり

『源氏』は親子愛と恋愛、「愛」に生きる人たちの物語だった。それは現代の私たちにも問いかける。幸せって何？　と。（米原万里）

愛とまぐはひの古事記　大塚ひかり

最古の記録文学は現代人に癒しをもたらす。奔放なエロスと糞尿譚に満ちた破天荒な物語の不思議な清浄感。痛快古典エッセイ。（富野由悠季）

女嫌いの平家物語　大塚ひかり

『平家物語』の女性はみんな美人で男好み。ところが史実はそうではない。なぜ『平家』は女たちの実像を封印したのか。（小谷野敦）

細胞から健康になる魔法　勝田小百合

体の中からきれいになって健康を保つことが、真のアンチエイジングだ。食べ物、化粧品、薬などから生活習慣まで、すぐにできる健康法。（友利新）

自然のレッスン　北山耕平

自分の生活の中に自然を蘇らせる、心と体と食べ物のレッスン。自分の生き方を見つめ直すための詩的な言葉たち。帯文＝服部みれい（曽我部恵一）

名セリフ！　鴻上尚史

古今東西の名戯曲から選び抜いた31の名セリフ。作家と作品の解説から、作家に対する著者の思い、演劇に対する情熱が伝わる一冊。（恩田陸）

発声と身体のレッスン　鴻上尚史

あなた自身の「こえ」と「からだ」を自覚し、魅力的に向上させるための必要最低限のレッスンの数々。続ければ驚くべき変化が！（安田登）

回想の野口晴哉　野口昭子
〝野口整体〟の創始者・野口晴哉の妻が、晴哉の幼少期から晩年までを描いた伝記エッセイ。「気」の力に目覚め、整体の技を大成、伝授するまで。

買えない味　平松洋子
一晩寝かしたお芋の煮っころがし、土瓶で淹れた番茶、風にあてた干し豚の滋味……日常の中にこそある、おいしさを綴ったエッセイ集。（中島京子）

買えない味2　はっとする味　平松洋子
刻みパセリをたっぷり入れたオムレツの味わいの豊かさ、ペンチで砕いた胡椒の華麗な破壊力……身近なものたちの隠された味を発見！（室井滋）

野菜の効用　槇佐知子
ゴボウは糖尿病や視力回復に良い、足腰の弱い人はゴボウと鶏肉の煮込みを。普段食べている野菜を上手に使って健康な体を！（永井良樹）

身体感覚を磨く12カ月　松田恵美子
冬は蒸しタオルで首を温め、梅雨時は息を吐き切る練習をする。ヨーガや整体の技を取り入れたセルフケアで元気になる。鴻上尚史氏推薦。

脳はなぜ「心」を作ったのか　前野隆司
「意識」とは何か。どこまでが「私」なのか。死んだら「心」はどうなるのか。――「意識」と「心」の謎に挑んだ話題の本の文庫化。（夢枕獏）

錯覚する脳　前野隆司
「意識のクオリア」も五感も、すべては脳が作り上げた錯覚だった！　ロボット工学者が科学的に明らかにする衝撃の結論を信じられますか。（武藤浩史）

美しいきもの姿のために　村林益子
着やすさ随一。仕立ての第一人者が、誰よりきものを知る立場から教える、着付けと始末の決定版。間違って覚えないでの願いをこめて。

いのちと放射能　柳澤桂子
放射性物質による汚染の怖さ。癌や突然変異が引き起こされる仕組みをわかりやすく解説し、命を受け継ぐ私たちの自覚を問う。（永田文夫）

身体能力を高める「和の所作」　安田登
なぜ能楽師は80歳になっても颯爽と舞うことができるのか？　「すり足」「新聞パンチ」等のワークで大腰筋を鍛え集中力をつける。（内田樹）

からだのメソッド　矢田部英正

立つ、歩く、呼吸するといった基本動作を整えれば、からだの内側から綺麗になれる。日本人の身体技法から学ぶ実践的入門書。（平山満紀）

イワナの夏　湯川豊

釣りは楽しく哀しく、こっけいで厳粛だ。日本の川で、また、アメリカで、出会うのは魚ばかりではない、自然との素敵な交遊記。（川本三郎）

脳の見方　養老孟司

脳が脳を考えて、答えは出るのか？　肉体・言語・時間……を論じ、脳とは何か、ヒトとは何かに迫る。「唯脳論」へと続くエッセイ集。（夢枕獏）

からだの見方　養老孟司

心は脳の機能なのか。からだが滅びると、心は一体どこへ行くのか。物とヒトとを見つめながら、果てしなく広がる思考の宇宙。（内田春菊）

解剖学教室へようこそ　養老孟司

解剖すると何が「わかる」のか。動かぬ肉体という具体から、どこまで思考が拡がるのか。養老ヒト学の原点を示す記念碑的一冊。（南直哉）

考えるヒト　養老孟司

意識の本質とは何か。私たちはそれを知ることができるのか。脳と心の関係を探り、無意識に目を向ける。自分の頭で考えるための入門書。（玄侑宗久）

脳と魂　養老孟司　玄侑宗久

解剖学者と禅僧。異色の知による変幻自在な対話。二人の共振から、現代人の病理が浮き彫りになり、希望の輪郭が見えてくる。（茂木健一郎）

ちぐはぐな身体《からだ》　鷲田清一

ファッションは、だらしなく着くずすことから始まる。中高生の制服の着崩し、コムデギャルソン、刺青等から身体論を語る。（永江朗）

哲学個人授業　鷲田清一　永江朗

哲学者のとぎすまされた言葉には、歌舞伎役者の切る「見得」にも似た魅力がある。哲学者23人の魅惑の言葉。文庫版では語り下ろし対談を追加。

ひとはなぜ服を着るのか　鷲田清一

ファッションやモードを素材として、アイデンティティや自分らしさの問題を現象学的視線で分析する。「鷲田ファッション学」のスタンダード・テキスト。

ちくま文庫

はじめての気功《きこう》

——楽《らく》になるレッスン

二〇一六年八月十日　第一刷発行

著者　天野泰司（あまの・やすし）
発行者　山野浩一
発行所　株式会社　筑摩書房
東京都台東区蔵前二—五—三　〒一一一—八七五五
振替〇〇一六〇—八—四一二三
装幀者　安野光雅
印刷所　株式会社精興社
製本所　株式会社積信堂

乱丁・落丁本の場合は、左記宛にご送付下さい。
送料小社負担でお取り替えいたします。
ご注文・お問い合わせも左記へお願いします。
筑摩書房サービスセンター
埼玉県さいたま市北区櫛引町二—六〇四　〒三三一—八五〇七
電話番号　〇四八—六五一—〇〇五三

ISBN978-4-480-43383-1 C0177